Régime à faible teneur en glucides pour les débutants

Le guide ultime pour un régime à faible teneur en glucides pour les débutants - Ce qu'il faut manger et éviter, plan de repas et liste d'aliments, avantages et risques pour la santé + 50 recettes prouvées pour perdre du poids rapidement

Par *Isabella Evelyn*

I0145831

EFFINGO
Publishing

Pour découvrir plus de livres, visitez le site :

EffingoPublishing.com

Télécharger un autre livre gratuitement

Nous voulons vous remercier d'avoir acheté ce livre et souhaitons vous en offrir un autre (aussi long et précieux que ce livre), « Erreurs de santé et de fitness à ne pas commettre », entièrement gratuit.

Visitez le lien ci-dessous pour vous inscrire et pour le recevoir :

www.effingopublishing.com/gift

Dans ce livre, nous allons décomposer les erreurs de santé et de forme physique les plus courantes, que vous êtes probablement en train de commettre en ce moment même, et allons vous révéler les secrets pour vous mettre en forme de la meilleure façon de votre vie !

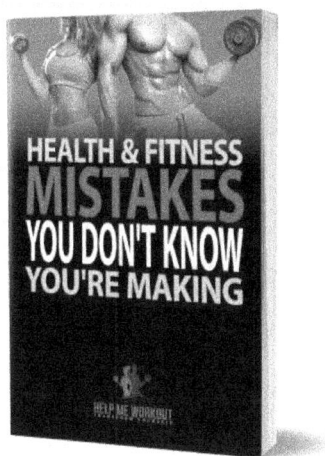

En plus de ce cadeau précieux, vous aurez également l'occasion d'obtenir nos nouveaux livres gratuitement, de participer à des concours et de recevoir d'autres courriels de notre part. Encore une fois, visitez ce lien pour vous inscrire :

 www.effingopublishing.com/gift

TABLE DES MATIÈRES

7

INTRODUCTION

Beaucoup de gens échouent dans leurs tentatives de perdre du poids, ce qui les conduit à devenir déprimés et à perdre la motivation d'essayer à nouveau. Beaucoup de gens se retrouvent dans un cycle yo-yo de perte de poids constant, désirant sortir de cette montagne russe. Ils veulent réussir, mais ne savent pas comment s'y prendre. Si c'est ce que vous ressentez, vous n'êtes certainement pas les seuls. Il y a beaucoup de raisons pour lesquelles on peut décider d'essayer un régime à faible teneur en glucides. L'une des principales raisons est le fait que ce genre de régime est très efficace. En général, on peut atteindre une perte de poids significative d'environ deux à trois fois par semaine en suivant un régime à faible teneur en glucides, contrairement aux régimes réguliers faibles en gras. Ces diètes sont également connues pour être plus sûres, bien que nous aborderons plus loin les risques qu'ils peuvent produire pour la santé, car malheureusement, rien n'est sans risques dans la vie. En suivant une diète à faible teneur en glucides, vous commencerez à remarquer que votre glycémie commence à se stabiliser. Vous commencez à avoir plus d'énergie et à devenir plus alerte sur le plan cognitif. Les régimes à faible teneur en glucides aident aussi considérablement à combler les fringales, car vous mangez des aliments riches en gras et en protéines.

Aussi, avant que vous ne commenciez, nous vous recommandons de vous inscrire à notre bulletin électronique pour recevoir des mises à jour sur nos nouveaux livres et les promotions à venir. Vous pouvez vous inscrire gratuitement, et recevrez également un cadeau gratuit. Notre *livre* « Erreurs de santé et de fitness à ne pas commettre » ! Ce livre a été écrit pour démystifier et exposer ce qu'il faut faire et ne pas faire, ainsi que pour vous fournir l'information nécessaire que vous aurez besoin pour être dans la meilleure forme de votre vie. En raison de la quantité de mensonges et fausses informations accablantes racontées par les magazines et les « gourous » autoproclamés, il est de plus en plus difficile d'obtenir des informations fiables pour se mettre en forme. Au lieu d'avoir à passer par des douzaines de sources biaisées et peu fiables pour obtenir des informations sur votre santé et votre condition physique, vous n'avez qu'à lire ce livre qui vous fournira tout ce dont vous avez besoin pour vous aider à suivre facilement cette diète et ainsi atteindre vos objectifs de mise en forme dans les plus brefs délais.

Encore une fois, pour vous abonner à notre bulletin électronique gratuit et pour recevoir un exemplaire gratuit de ce précieux livre, veuillez visiter le lien et vous inscrire maintenant : www.effingopublishing.com/gift

CHAPITRE 1 : POURQUOI DÉCIDONS-NOUS DE SUIVRE UN RÉGIME ALIMENTAIRE ?

La plupart d'entre nous, avons déjà essayé de suivre un régime strict au moins une fois dans notre vie. Ces régimes ne sont généralement pas très amusants, et ne nous donnent pas très envie de les suivre. Pour une raison ou une autre, nous les humains, avons la nécessité de changer nos habitudes alimentaires. Il y a beaucoup de raisons pour lesquelles on peut décider d'essayer un régime plus complexe au lieu de suivre un régime plus simple comme réduire les calories et/ou la graisse. De nos jours, il y a tellement de différentes façons de perdre du poids, car la science derrière la chimie du corps est en constante évolution, et nous apprenons de nouvelles choses sur notre composition chimique chaque jour. Parfois, nous expérimentons diverses techniques de régime basées sur les conseils d'un médecin pour des raisons médicales. D'autres fois, nous le faisons pour avoir l'air plus sexy et profiter des avantages cosmétiques. On peut aussi vivre une rupture ou un divorce difficile et ressentir le besoin de changer d'apparence pour reprendre confiance en soi. Pour la plupart des gens, c'est une combinaison de plusieurs raisons différentes.

Pourquoi ne réussissons-nous pas toujours à maintenir un régime alimentaire

Les régimes alimentaires peuvent être déroutants. Que manger et quand ? Elles s'ajoutent également à des budgets déjà très serrés. Les faits sont simples : les aliments malsains sont moins chers que des repas sains à la maison qui nécessitent de nombreux ingrédients. Lorsque vous allez à l'épicerie, ranger les aliments a la maison dans un endroit sûr comme un réfrigérateur ou un congélateur. Ensuite, il faut retirer les ingrédients quand on veut cuisiner, puis suivre la recette très attentivement, ce qui peut être difficile pour certaines personnes.

Facteurs de commodité

Nous apprécions aussi la commodité. Lorsqu'on tombe sur un restaurant « fast-food » sur le chemin en retournant du travail, et que vous êtes épuisé après une longue journée au bureau, cuisiner peut être un véritable cauchemar. Il est parfois difficile de cuisiner quand on est fatigué. Il peut également être compliqué de respecter les règles strictes nécessaires d'un régime alimentaire spécifique pour réussir à perdre du poids.

Épuisement et autres facteurs de taux de défaillance

Couper beaucoup de calories vous rend également plus fatigué. Avec un régime, vient habituellement l'exercice. Il faut beaucoup d'énergie pour réussir à soulever des poids, faire de l'exercice cardiovasculaire et de longues marches. La nourriture c'est de l'énergie, et moins nous mangeons de nourriture, moins nous avons d'énergie pour faire les choses que nous devons faire dans nos vies. Comment pouvez-vous réussir à suivre un régime qui abaisse votre niveau d'énergie ? Un autre problème est que ces régimes peuvent vous laisser insatisfait et affamé. Lorsque vous ne consommez pas assez de gras et de protéines, vous pouvez vous sentir fatigué. Avez-vous déjà remarqué à quel point vous vous sentez énergique après un repas de steak et de légumes ? Vous vous sentez de cette manière parce que vous mangez des aliments qui ne sont pas transformés et qui ne contiennent pas d'agents de conservation et de sucre. Ce régime vous demande de commencer à manger plus d'aliments biologiques, ce qui peut être très coûteux. Il est vrai que l'agriculture biologique est toujours plus saine, mais elle n'est pas obligatoire si vous n'en avez pas les moyens. Ne laissez pas cela devenir un obstacle, cependant, comprenez qu'il est possible de dépenser suffisamment pour satisfaire votre régime alimentaire sans se ruiner ; il suffit d'un peu plus de budget financier et d'utiliser les chaînes alimentaires locales à rabais et les coupons de réduction. Vous pouvez également obtenir des applications comme Ibotta qui vous payent pour vos reçus.

CHAPITRE 2 : COMPRENDRE LES DIFFÉRENTS TERMES RELATIFS AUX RÉGIMES À FAIBLE TENEUR EN GLUCIDES

Le régime de type cétogène est le plus proche style naturel d'alimentation pour les humains. Le régime cétogène est une autre façon d'appeler un régime faible en glucides. Nous utiliserons ces mots de façon interchangeable, afin que vous compreniez que vous pouvez trouver d'autres recettes en utilisant les deux termes. Beaucoup de gens échouent dans leurs tentatives de perdre du poids, et cela les conduit à devenir déprimés et à perdre la motivation d'essayer à nouveau. Beaucoup de gens se retrouvent dans un cycle yo-yo de perte de poids constant, désirant sortir de cette montagne russe. Ils veulent réussir, mais ne savent pas comment s'y prendre. Si c'est ce que vous ressentez, vous n'êtes certainement pas les seuls.

Expliquer un régime pauvre en glucides et si c'est un bon choix pour vous.

Ce livre va être le meilleur guide possible pour vous aider à mettre en place de la manière la plus simple possible, un régime faible en glucides ou cétogène dans votre routine quotidienne avec succès. La façon la plus simple de décrire ce régime est d'éviter les pâtes, les aliments sucrés et le pain ordinaire, y compris le pain blanc et le pain de blé. L'idée est de manger des aliments plus purs et plus naturels. Cela peut modifier considérablement votre vie et votre niveau d'énergie. Les régimes alimentaires ont tous des objectifs différents et des sous-objectifs possibles. Il y a divers facteurs qui motivent différentes personnes.

- Certaines personnes veulent perdre du poids parce que leur indice de masse corporelle est trop élevé et veulent ainsi abaisser leur IMC.

- Il se peut que vous vieillissiez, que votre métabolisme change et ralentisse, et que vous vouliez l'accélérer.

- Vous allez à un grand événement et vous voulez porter une tenue qui ne vous va pas encore.

- Votre conjoint vous a demandé de perdre du poids.

- Vous êtes diabétique et devez changer votre alimentation.

- Vous souffrez d'un trouble vésical et certains aliments peuvent irriter la muqueuse de la vessie.

- Vous avez de la difficulté à vous déplacer assez rapidement parce que le poids supplémentaire rend la respiration plus difficile.

- Le fait de dépasser le poids recommandé en fonction de votre taille et de votre style corporel peut causer des problèmes de dos et d'autres problèmes de santé.

Il peut être difficile de choisir le bon régime alimentaire pour vous avec tous les choix que vous avez ces jours-ci. Il faut beaucoup de réflexion, tenir compte de votre mode de vie et des contraintes budgétaires pour choisir le régime alimentaire qui vous convient le mieux.

Tenir compte de vos problèmes de santé

Vous devez tenir compte d'autres problèmes de santé que vous pourriez avoir et choisir le régime alimentaire qui correspond le mieux à vos besoins personnalisés en tant que personne. Ce qui peut fonctionner pour quelqu'un que vous connaissez peut ne pas fonctionner du tout pour vous, car nous avons tous des styles de corps et des systèmes métaboliques uniques. Certains d'entre nous brûlent les graisses assez rapidement, tandis que d'autres ont un métabolisme extrêmement lent qui rend difficile la perte de poids. Avoir une condition thyroïdienne possible changera également le type de régime alimentaire que vous pouvez suivre et la vitesse à laquelle vous perdez du poids. Il est impératif de parler à un professionnel de la santé qualifié en menus personnalisés, pour vous assurer de choisir le régime le plus sécuritaire et le plus efficace pour vous.

Nous nous sentons tous incertains du régime alimentaire à choisir

Si vous n'êtes pas certain du type de régime alimentaire que vous devriez suivre, vous n'êtes pas les seuls. Beaucoup d'individus ne réussissent pas à suivre un régime conventionnel, et échouent parce qu'ils se sentent insatisfaits et partiellement affamés. Comment êtes-vous censé atteindre vos objectifs de perte de poids si vous êtes constamment en manque de nourriture et affamé ? La plupart des régimes alimentaires exigent une discipline extrême et des horaires d'entraînement stricts. Cependant, un régime pauvre en glucides donne suffisamment de protéines et de matières grasses à un individu pour maintenir sa motivation et continuer à suivre le régime. Après des années de recherches et beaucoup d'histoires de succès, ce régime confirme son taux de réussite incroyablement élevé. C'est pourquoi il continue d'être extrêmement populaire, alors que d'autres régimes à la mode vont et viennent. Un régime pauvre en glucides ou cétogène est généralement un excellent choix pour la plupart des gens, mais encore une fois, consultez un expert et un médecin avant de commencer tout régime, pour vous assurer que c'est le bon et qui ne nuira pas à votre santé.

Expliquer l'alimentation en détail

Vous ne savez pas si vous devriez suivre un régime sans graisse ou à faible teneur en gras, essayez Slim Fast, ou de jeûne complet ? Cela peut mener à la confusion ; il y a tellement de régimes à la mode qui fonctionnent pour certains et qui échouent pour d'autres. Le but de ce livre est de vous expliquer comment réussir un régime pauvre en glucides ou cétogène et d'autres facteurs qui influenceront votre décision si c'est le bon régime pour vous.

Chapitre 3 : Pourquoi suivre un régime à faible teneur en glucides, à quoi s'attendre et comment cela fonctionne-t-il exactement ?

Il y a beaucoup de raisons pour lesquelles on peut décider d'essayer un régime à faible teneur en glucides. L'une des principales raisons est le fait que ce genre de régime est très efficace. En général, on peut atteindre une perte de poids significative d'environ deux à trois fois par semaine en suivant un régime à faible teneur en glucides, contrairement aux régimes réguliers faibles en gras. Ces diètes sont également connues pour être plus sûres, bien que nous aborderons plus loin les risques qu'ils peuvent produire pour la santé, car malheureusement, rien n'est sans risques dans la vie. En suivant une diète à faible teneur en glucides, vous commencerez à remarquer que votre glycémie commence à se stabiliser. Vous commencez à avoir plus d'énergie et à devenir plus alerte sur le plan cognitif. Les régimes à faible teneur en glucides aident aussi considérablement à combler les fringales, car vous mangez des aliments riches en gras et en protéines. Ces types de repas sont excellents parce qu'ils ont tendance à satisfaire un être humain sans désirs de manger pour des périodes plus longues. Vous cessez de vous concentrer sur les aliments hypocaloriques et hypocaloriques et sur les aliments faibles en glucides, riches en lipides et en protéines. Ces régimes créent une chimie dans votre corps qui vous fait vous sentir plus rassasié. Lorsque vous n'avez pas faim, vous finissez par manger beaucoup moins et vous vous sentez naturellement beaucoup plus énergique. Ces fringales alimentaires sucrées commencent à diminuer parce que vous stabilisez naturellement vos envies en changeant votre alimentation. Cela aide à rester au régime plus longtemps parce que les douleurs de faim ne sont pas aussi fréquentes que dans les régimes traditionnels.

Combien de glucides pouvez-vous manger ?

Un régime pauvre en glucides n'a pas de nombre fixe de glucides. Pour être considéré comme un régime à faible teneur en glucides, vous devez manger des protéines et des lipides qui se situent à l'extrémité inférieure du spectre, entre 20 et 200 glucides par jour. Certains régimes à faible teneur en glucides sont plus indulgents et contiennent plus de glucides, alors que les régimes cétogènes plus stricts en contiennent moins. Vous pouvez quand même manger beaucoup d'aliments que vous aimez. Vous supprimez simplement beaucoup d'aliments transformés, d'amidons et des produits à base de pain. Il y a encore beaucoup de choses que vous pouvez encore profiter. Nous vous montrerons dans la section des recettes comment rendre votre alimentation plus facile à suivre et moins complexe à comprendre. Vous commencerez à manger plus d'aliments naturels destinés à la perte de poids à long terme, au lieu d'aliments trop transformés et chimiquement améliorés. Ce régime pauvre en glucides ou cétogène est le style d'alimentation le plus proche que mangeaient nos ancêtres. Un autre grand côté positif et que vous pouvez encore manger dans tous vos restaurants préférés. Vous n'avez qu'à demander au serveur de garder le pain s'il est offert et vous pouvez savourer autant de viande que vous le souhaitez, ce qui vous donnera plus d'énergie et de satisfaction.

Expliquer la différence entre les bons et les mauvais glucides

Après avoir lu l'information ci-dessus, vous pouvez penser que tous les glucides sont mauvais, mais ce n'est pas nécessairement le cas. Il existe deux types de glucides : certains sont bons, d'autres mauvais. Dans les légumes et les fruits, il y a des glucides connus sous le nom de bons glucides, parce qu'ils sont présents dans les aliments cultivés naturellement. Les fibres sont quelque chose dont nous avons besoin pour maintenir notre système digestif sur la bonne voie. Un bon glucide contient également une grande quantité de fibres. Vous devez vous assurer d'être sous la quantité recommandée de grammes d'hydrates de carbone par jour, soit 200 dans la partie supérieure du spectre et 20 dans la partie inférieure.

Aliments diététiques cétogènes de bonne qualité généralisée

Nos recettes vous conseilleront plusieurs aliments que vous pouvez consommer lorsque vous ingérez un régime faible en glucides.

- Les légumes et les fruits sont naturellement riches en fibres, mais vous voulez modérer leur consommation, car ils contiennent des niveaux élevés de glucides. Faites donc attention au nombre de glucides dans chaque fruit et chaque légume que vous mettez dans votre corps. Cela permet également d'éviter que votre taux de glycémie n'augmente de façon spectaculaire.
- Lorsque vous choisissez des viandes, essayez de choisir des viandes biologiques nourries à l'herbe.

- Si vous n'avez pas accès à des poissons sauvages, lisez l'étiquette et voyez combien le produit a été transformé et évitez les poissons hautement transformés. Veillez toujours à ajouter suffisamment de poisson à votre alimentation pour être en santé, mais pas trop, car le poisson contient une petite quantité de mercure.

- Le yogourt grec peut également être considéré comme un excellent choix.

- Vous pouvez manger des noix et des légumineuses.

- Vous pouvez même consommer du chocolat noir avec modération à condition qu'il contienne un minimum de soixante-dix pour cent de cacao.

- Les fruits sont toujours consommés avec modération, comme nous l'avons déjà expliqué, car certains sont riches en glucides, mais ne les éliminez pas complètement. Contrôlez-vous simplement.

- Vous pouvez consommer du beurre et de l'huile d'olive pour la cuisson et la saveur, ainsi que de l'huile de noix de coco.

- Le café peut être consommé tant que vous n'y ajoutez pas de sucre. Le même principe s'applique au thé.
- Les œufs sont un élément essentiel de cette alimentation et contiennent des niveaux élevés de protéines.
- Le beurre d'arachide est également excellent.
- Il y a une vaste sélection de fromages que vous pouvez consommer.

Suivez les conseils d'un professionnel

Lorsque vous examinez les glucides qui sont considérés mauvais, vous voulez examiner les aliments dont la plupart des nutriments et des fibres naturelles sont retirés pendant la transformation. Privilégiez les fruits à faible teneur en sucre plutôt que les fruits à teneur élevée. Vous pouvez consommer des légumineuses, comme indiqué ci-dessus, mais avec modération. Vous voulez vous en tenir de 20 à 200 grammes de glucides par jour recommandés par un diététicien ou un médecin professionnel. Certains d'entre nous peuvent gérer un régime à très faible teneur en glucides, tandis que d'autres ne peuvent pas aller trop bas. Ce qu'une personne peut gérer en réduisant sa consommation de glucides, une autre peut ne pas pouvoir le faire. Il n'y a pas de numéro précis quant au régime à faible teneur en glucides. Pour simplifier, vous devez abaisser les glucides de ce que vous avez l'habitude de manger à une quantité que vous pouvez gérer. Certains d'entre eux sont capables d'absorber de 20 à 60 grammes de glucides par jour, sans problème. D'autres ont besoin de 100 à 200 grammes. Ce régime est encore considéré comme un régime cétogène à teneur modérément faible en glucides.

Les aliments que vous voulez absolument éviter de manger à tout prix

Évitez tout ce qui contient des sucres ajoutés comme les céréales, ainsi que les grains blancs ou blanchis et le pain. Le taux de glucose augmente lorsque les sucres et les céréales sont raffinés. Évitez les sirops de maïs riches en fructose et les aliments essentiels faibles en gras qui ne tiennent pas compte des niveaux de glucides. Vous voudrez éliminer de votre maison tous les aliments en boîte qui pourraient contenir des agents de conservation. Des exemples de ces aliments pourraient être des pizzas congelées, des crèmes glacées et des milk-shakes. Cela peut s'avérer difficile, car vous allez devoir tout d'abord prendre des décisions difficiles en matière de repas. Voici plus d'aliments à éviter :

- Soude et boissons gazeuses hautement transformées
- Les bonbons, car ils sont riches en sucre
- Les huiles végétales
- Les gras trans
- Évitez autant que possible les pâtes et le pain, même s'ils contiennent les bons glucides, car dans une portion de pâtes, vous ingérez environ 25 grammes de glucides.
- Les édulcorants artificiels sont également interdits, tels que les collations emballées comme les sucreries hautement transformées et les croustilles de pommes de terre.
- Céréales que vous mangeriez au petit déjeuner, car ils contiennent plus de cinquante glucides par portion.
- L'avoine contient environ 66 grammes de glucides, ce qui signifie que vous dépassez votre limite quotidienne avec une portion d'avoine si vous suivez un régime de 20 à 60 glucides par jour.
- Les bananes sont des fruits à limiter, car même si c'est des aliments naturels, ils sont riches en sucre contenant 23 grammes de glucides par banane.

- Les haricots peuvent avoir une valeur nutritive élevée, mais ils ne sont pas exactement idéaux pour un régime à faible teneur en glucides.
- Les pommes de terre et les ignames sont des aliments très riches en glucides.
- Les canneberges sont pleines de sucres.
- Les fruits tropicaux contiennent plus de sucre que les autres types de fruits. Les ananas et les mangues contiennent également des niveaux élevés de glucides.
- Comme mentionné précédemment, le pain blanc n'est pas bon dans ce régime, mais le pain brun non plus. Un morceau par-ci et par-là est très bien, mais faites preuve d'une extrême prudence et tenez compte de votre apport quotidien en glucides si vous faites une erreur et mangez du pain.

Prestations médicales possibles

Certaines personnes suivent un régime à faible teneur en glucides de la part de leur médecin afin d'améliorer leur santé. Un grand avantage est ce type de régime peut déclencher des niveaux plus élevés de cholestérol HDL, qui est connu comme le type plus sain de cholestérol. Il y a aussi un mauvais type de cholestérol connu sous le nom de LDL. Diminuer l'ingestion d'une mauvaise sorte réduira considérablement votre risque de maladie cardiaque. Le régime à faible teneur en glucides fonctionne beaucoup mieux qu'un régime à faible teneur en gras pour mettre votre taux de cholestérol dans les deux catégories dans la bonne fourchette de niveau. Voici d'autres avantages d'un régime pauvre en glucides :

- Il y a quelque chose connu sous le nom de triglycérides qui flottent dans le corps. Ce sont les types de molécules de graisse qui se déplacent dans la circulation sanguine.
- Avoir un niveau élevé de triglycérides risque de perpétuer un risque plus élevé de problèmes cardiaques avec l'âge.
- Lorsque vous faites le choix conscient de les retirer délibérément de votre alimentation, ceux-ci sont

considérablement réduits. Les régimes à faible teneur en gras font augmenter les triglycérides.

- En règle générale, la seule raison de changer votre alimentation est de perdre du gras et de gagner du muscle. Curieusement, les régimes à faible teneur en gras ont la réaction inverse.

- Un pourcentage significatif de graisse corporelle que vous perdez avec un régime pauvre en glucides provient de la région de l'estomac ainsi que du foie.

- Il existe deux types importants de gras. L'un est connu sous le nom de graisse sous-cutanée, tandis que l'autre est connu sous le nom de graisse viscérale. La différence entre les deux est que la graisse viscérale est située dans la région de l'estomac ou la cavité, tandis que la graisse sous-cutanée est la graisse qui se trouve sous votre peau.

- Un des meilleurs avantages de ce régime est une perte de poids dans la cavité abdominale.

- Si vous accumulez trop de graisse viscérale qui entoure les zones, vos organes vitaux peuvent provoquer une inflammation majeure.

- Ceci inclut également votre foie, qui, lorsqu'il est enflammé, peut causer des dommages importants.
- L'utilisation d'un mode de vie pauvre en glucides favorise également un meilleur fonctionnement métabolique.
- Perdre de la graisse abdominale est la partie la plus difficile d'un voyage de perte de poids pour de nombreuses personnes. Ce régime diminue votre perte de graisse abdominale de manière significative, vous donnant la confiance de continuer au lieu d'abandonner comme la plupart des gens le font sur les régimes traditionnels.
- Si vous suivez un régime pauvre en glucides soigneusement mesurés, vous réduirez la quantité de sucre dans votre sang et les niveaux naturels d'insuline seront réduits.
- Les personnes diabétiques ont tendance à développer une résistance à l'insuline après un certain temps, et un changement de régime alimentaire peut aider à maintenir le bon fonctionnement des médicaments

contre le diabète si vous prenez soin de votre
alimentation.

- Il est même possible de réduire considérablement les
injections d'insuline et les doses nécessaires jusqu'à
50 %.

- Vous voulez toujours obtenir des conseils médicaux ;
cependant, un diététicien professionnel ou un
médecin avant de suivre un régime, que vous soyez
considéré en bonne santé ou diabétique, car changer
radicalement votre alimentation nécessite toujours
une approbation médicale.

- Comme votre tension artérielle est basse, vous
pouvez éviter de nombreux problèmes de santé à
l'avenir.

- Avoir abaissé la tension artérielle peut éradiquer
plusieurs problèmes de santé tels que les problèmes
cardiaques, les futurs accidents vasculaires
cérébraux, et les problèmes rénaux, qui peuvent se
transformer en insuffisance rénale. Si vous coupez les
glucides, vous abaissez considérablement votre

tension artérielle et votre risque de contracter ces maladies.

- Un problème de santé connu sous le nom de syndrome métabolique est associé à d'autres régimes alimentaires et à une alimentation non contrôlée, augmentant ainsi votre risque de diabète et de maladie cardiaque. Le syndrome métabolique présente des symptômes similaires d'obésité gastrique, d'hypertension artérielle et de glycémie élevée, de triglycérides élevés et de faibles taux de HDL "bons".

- Nous avons discuté des avantages que la coupe des glucides a sur votre HDL ou le bon cholestérol. Nous n'avons pas beaucoup parlé de l'effet d'un régime pauvre en glucides sur votre taux de LDL ou de mauvais cholestérols. Les personnes atteintes d'un taux élevé de LDL ont beaucoup plus de chances d'avoir une ou plusieurs crises cardiaques.

- La taille des particules de LDL d'une personne représente une grande partie des facteurs de risque qui contribuent aux crises cardiaques.

- Plus les particules sont petites, plus le risque d'une crise cardiaque majeure est élevé.

- D'un autre côté, plus les particules de LDL sont grosses, plus le risque d'avoir une crise cardiaque inattendue est faible.

- Un faible apport en glucides augmentera la taille de vos particules LDL et réduira vos risques de maladies cardiaques.

- Notre cerveau a besoin d'un peu de glucose pour fonctionner efficacement, alors soyez conscient de votre consommation et assurez-vous d'en avoir assez.

- Certaines parties du cerveau ne peuvent fonctionner que lorsqu'il s'agit d'un régime pauvre en glucides, ce qui aide à maintenir les niveaux appropriés de glucose qui doivent être stabilisés.

- Une autre partie du cerveau, qui est assez grande, brûle également les cétones, qui sont créées pendant la famine ou lorsque vous réduisez votre consommation de glucides en dessous de l'extrémité inférieure du spectre de 20 grammes de glucides.

- Le régime cétogène est utilisé depuis des années pour prévenir les crises d'épilepsie chez les personnes qui ne répondent pas bien aux schémas thérapeutiques habituels.

- Les régimes à faible teneur en glucides et les régimes cétogènes font l'objet d'études continues afin de vérifier les bienfaits pour la santé associés à d'autres maladies comme la maladie d'Alzheimer et la maladie de Parkinson.

- Il y a des idées débattues sur ce que ces régimes font à l'organisme pour causer de tels résultats dramatiques de perte de poids, mais les preuves continuent de démontrer qu'ils fonctionnent extrêmement bien.

- Lorsque vous limitez votre apport en glucides, vous diminuez votre taux d'insuline. C'est ce qui régule la quantité d'énergie dont nous disposons pour être actifs dans notre vie quotidienne et influence le taux de sucre dans le sang de notre corps. L'insuline est ce qui indique à nos cellules qui produisent la graisse quand la stocker et quand la laisser partir.

- Dans le cadre d'un régime pauvre en glucides, l'insuline reçoit un signal à l'intérieur de l'organisme pour prélever la glycémie dans le sang et la brûler au lieu de la graisse dont on veut se débarrasser.

- L'insuline a un impact sur un processus dans le corps appelé lipogenèse ou la création de graisse et peut également stimuler la lipolyse, qui est la façon dont nous brûlons les graisses. Il aide dans les deux domaines, causant ainsi des résultats de perte de poids plus spectaculaires qu'un régime pauvre en calories ou en matières grasses seules.

- En limitant les glucides, on évite que les graisses ne s'accumulent dans les cellules adipeuses et le corps peut alors les utiliser pour produire une plus grande quantité d'énergie qui lui permettra de passer la journée, ce qui, à son tour, réduira le besoin d'aliments.

Perdre du poids au début de la diète

De nombreuses études ont été réalisées sur l'efficacité d'un régime alimentaire faible en glucides. C'était une mode massive pendant des années de manger des régimes à faible teneur en glucides et continue de gagner en popularité auprès de ceux qui cherchent à récolter les bienfaits de ce régime. La perte de poids de l'eau dès le début de la diète est un avantage majeur de l'alimentation cétogène. Cela vous aide aussi à rester motivé parce que vous voyez des résultats instantanés sur l'échelle. Certaines études indiquent que les régimes à faible teneur en glucides sont plus efficaces pendant la première moitié de l'année que les régimes traditionnels. Les êtres humains aiment voir des résultats rapides et atteignables, car nous avons tendance à être des créatures impatientes. Si nous ne voyons pas certains résultats rapidement, ou comme prévus, nous avons tendance à abandonner.

Maintenir la motivation à un niveau élevé

Perdre du poids de l'eau nous donne la motivation dont nous avons besoin pour continuer à perdre la graisse qu'ils désirent perdre. En fait, au tout début d'un voyage de perte de poids à faible teneur en glucides, au cours de la première semaine ou deux, les gens ont tendance à perdre du poids excessivement vite. Cela qui leur donne la motivation nécessaire pour continuer à suivre un régime à faible teneur en glucides. Il s'agit d'un processus en deux parties, qui entraîne une perte de poids de l'eau si rapide. Lorsque vous cessez de manger autant de glucides, les niveaux de glycogène à l'intérieur de votre corps diminuent, et cela se lie à l'eau. Lorsque le régime alimentaire commence, l'eau supplémentaire qui s'est accumulée disparait avec lui. Il s'agit aussi de nouveau d'insuline. Lorsque votre taux d'insuline diminue, vos reins commencent à se débarrasser du sel qui s'est accumulé dans le corps, ce qui provoque des ballonnements. Notre corps stocke les glucides sous forme de glycogène, qui s'attache à nos muscles, et lorsque nous commençons à réduire les glucides, les niveaux de glycogène descendre naturellement eux aussi ainsi que le poids de l'eau. Dans le cadre d'un régime alimentaire régulier, cela ne se produit pas aussi rapidement, ce qui donne aux gens l'impression que le régime ne fonctionne pas. Les gens perdent alors leur motivation et reprennent leurs anciennes habitudes alimentaires. Peu importe si les calories d'un régime régulier baissent considérablement; la perte de poids de l'eau n'est pas du tout la même que dans un régime à faible teneur en carbone.

CHAPITRE 4 : CONNAÎTRE LES RISQUES D'UN RÉGIME PAUVRE EN GLUCIDES

Nous avons longuement discuté de tous les avantages d'un régime pauvre en glucides. Il y a deux côtés à chaque médaille, et vous devez savoir qu'il y a des risques associés aux régimes cétogènes et à faible teneur en glucides. Si nous discutons les aspects positifs d'un apport faible en glucides, nous devons également parler des facteurs négatifs d'un changement aussi radical dans votre mode de vie.

- Le tout premier risque sur notre liste est d'une importance critique pour le bon fonctionnement du foie. Notre foie emmagasine les glucides sous la forme du composé connu sous le nom de glycogène, qui emmagasine le glucose.

- L'inconvénient d'une faible consommation de glucides chez les personnes très actives est que vous pouvez facilement brûler 600 calories par jour avec ce régime. 600 est la quantité de base de calories nécessaire à la survie de l'être humain moyen au quotidien sans trop de conséquences. Lorsque vous brûlez des calories à ce rythme effréné, vous serez nombreux à vouloir vous assurer de ne pas éliminer les glucides si vous êtes très actifs.

- Si vous n'êtes pas prudent avec votre apport en glucides sur la fin de la faible consommation, vous devrez peut-être arrêter les séances d'entraînement de trop haute intensité.

- Cela signifie un entraînement de poids limité, et vous vous privez de la capacité de gagner du muscle maigre et d'augmenter votre métabolisme.

- Un taux élevé de cholestérol est un risque important de régimes pauvres en glucides qui peuvent consister en une trop grande quantité de protéines grasses. Il est recommandé qu'avec un régime pauvre en glucides, vous ingérez quotidiennement des niveaux plus élevés de protéines.

- Cependant, comme pour tout régime amaigrissant, il s'agit de la quantité que vous mangez. Le régime hypocalorique à faible teneur en glucides et en cétogène est conçu pour cibler la faim et vous permettre d'en consommer moins.

- Comme pour tout, l'équilibre est la clé. Il est essentiel de manger des protéines en quantité équilibrée. N'essayez pas seulement de manger des poitrines de poulet tous les soirs. Mélangez-le avec du steak, du poisson et d'autres protéines.

- Si vous avez des problèmes rénaux, faites encore une fois attention à votre apport en protéines pendant que vous suivez ce régime, une trop grande quantité peut nuire à votre santé.

- Les conditions qui peuvent résulter d'un régime pauvre en glucides sont l'ostéoporose et les calculs rénaux. Les deux peuvent résulter de niveaux de protéines plus élevés que la normale.

- La quantité de calcium dans l'urine peut aussi augmenter si vous ne faites pas attention. C'est l'un des facteurs les plus importants et les plus critiques qui peuvent causer un calcul rénal potentiel.

- L'importance de surveiller votre alimentation est si importante que vous devez vous assurer d'avoir suffisamment de glucides, ni trop ni trop peu.
- Si vous ne faites pas attention à votre consommation nécessaire de légumes, vous pouvez diminuer votre consommation de fibres en raison du manque de certains aliments de type végétal, ce qui pourrait augmenter les facteurs de risque possibles de cancers digestifs et de maladies cardiovasculaires.
- Un autre problème pourrait aussi être la constipation et les problèmes intestinaux. Parlez honnêtement avec votre médecin traitant si l'un de ces symptômes commence à se manifester.
- Commencez par rédiger une liste de questions et informez-vous sur les types d'aliments que vous pouvez manger tout en maintenant votre alimentation.
- Un manque de fruits peut entraîner une carence en vitamine C et en potassium. Ils sont connus sous le nom de phytonutriments et d'antioxydants.

- Il s'agit de deux substances que l'on croit très bénéfiques pour le corps humain et qui sont utilisées pour empêcher les agents nocifs de nuire à l'organisme en se débarrassant du système. Il est également prouvé que les antioxydants aident à prévenir une variété de cancers.

Chapitre 5 : Conseils utiles pour la cuisson et la préparation des repas

Manger faible en glucides et riche en matières grasses, c'est revenir à des aliments sains, vrais et non transformés. Certains l'ont même appelé « vintage eating ». Si vous aimez cuisiner, vous trouverez ci-dessous de délicieux repas à préparer pour le petit déjeuner, le déjeuner et le dîner.

Trucs et astuces diététiques que vous pouvez essayer

Certaines personnes peuvent sauter le petit-déjeuner et s'en tenir au café et au lait si elles ne se sentent pas affamées. Généralement, après environ une semaine d'un régime pauvre en glucides et riche en graisses, les douleurs de faim que vous ressentez commencent à disparaître. C'est pourquoi il est beaucoup plus facile de sauter un repas ici et là. De plus, lorsque vous sautez un repas, vous économisez de l'argent et rendez votre alimentation plus efficace parce que vous mangez moins. Sauter des repas ici et là est connu sous le nom de jeûne intermittent, et vous pouvez le faire avec un régime pauvre en glucides. C'est juste sauter des repas ici et là, et quand vous suivez un régime pauvre en glucides, vous vous sentez tout le temps plus rassasié. Un bon truc à utiliser est de préparer plus de portions à la fois. Lorsque vous avez une journée chargée, la veille de vous préparer deux repas au lieu d'un seul, vous n'avez donc pas à vous préoccuper de la cuisine lorsque vous n'avez pas le temps.

Congélation des aliments et autres trucs et astuces

Un autre bon conseil est de toujours congeler ce que vous ne mangez pas tout de suite. Manger des aliments comme les casseroles à faible teneur en glucides, le boeuf Stroganoff, et les aliments qui sont facilement congelables et que vous pouvez réchauffer rapidement et efficacement. De nombreuses recettes à faible teneur en glucides peuvent facilement être congelées et ont un goût tout aussi prononcé lorsque vous les réchauffez. Un autre avantage d'un régime pauvre en glucides est que vous pouvez répéter ce que vous aimez manger aussi souvent que vous le souhaitez. Si vous voulez manger des œufs tous les jours, allez-y. Si vous désirez manger un steak quelques fois par semaine, vous pouvez aussi le faire. Il y a tellement de recettes à faible teneur en glucides qu'il est possible de les préparer à répétition tout en perdant du poids. Il y a aussi la préparation d'assiettes sans cuisson pour vous. Acheter des tranches de viande de la charcuterie et votre fromage préféré est une excellente façon de ne pas avoir à cuisiner. Les légumes sont aussi des aliments que vous pouvez toujours grignoter. Si vous voulez cuisiner un aliment qui durera plus longtemps, faites bouillir des œufs et conservez-les quelques jours. Vous pouvez aussi faire une trempette de légumes à l'avance et l'utiliser pour rendre vos légumes plus délicieux.

Buvez beaucoup d'eau

Il est essentiel, lorsque vous suivez un régime à faible teneur en glucides, de ne pas oublier de boire beaucoup et de ne pas diminuer votre consommation généralisée de liquides. L'eau pétillante est quelque chose que vous pouvez consommer en quantité illimitée dans un régime cétogène. Boire de l'eau vous donne aussi moins faim ; plus vous buvez d'eau, moins vous aurez faim.

CHAPITRE 6 : 50 RECETTES FACILES À SUIVRE ET DIVERS REPAS POUR PRÉPARER UN RÉGIME COMPLET À FAIBLE TENEUR EN GLUCIDES, Y COMPRIS DES COLLATIONS, DES REPAS COMPLETS ET DES DESSERTS.

1.Délicieuse pizza à faible teneur en glucides pour le petit déjeuner

La pizza n'est plus seulement pour le déjeuner et le dîner, c'est aussi un délicieux petit déjeuner. Savourez cette recette qui vous permet de modifier les garnitures à votre guise.

Ingrédients de la croûte

- ½ tasse de poudre de protéine avec un isolat de lactosérum de demi-tasse qui n'est pas aromatisé
- Une demi-cuillère à café de levure chimique régulière
- Demi c. à thé d'ail granulé
- 1/2 c. à thé de sel de table ordinaire
- Demi-cuillère à café d'assaisonnement de mélange italien
- 3 onces de fromage parmesan râpé finement
- 3 onces de fromage mozzarella haché
- Deux onces de fromage à la crème
- Quatre cuillères à soupe d'huile d'olive
- Un à deux œufs

Garnitures pour la pizza

- 3 onces de fromage à la crème nature
- 4 cuillères à soupe de sauce tomate non sucrée
- 2 œufs brouillés
- 8 onces de bœuf ou de saucisse finement hachés comme de la viande de hamburger.
- Trois quarts d'une tasse de bacon haché finement

- 9 onces de fromage cheddar préemballé et râpé, ou vous pouvez râper votre propre fromage si vous utilisez un bloc de fromage.

Préparation

- Assurez-vous de réchauffer le four à 375°F.
- Prenez les ingrédients pour la portion de croûte et mettez-les ensemble dans un bol plus grand.
- Utilisez du papier parchemin avec une plaque à pâtisserie ou une pierre à pizza avec du papier parchemin.
- À l'aide d'une spatule ou d'une cuillère de bois ordinaire, mélanger les ingrédients et lisser la croûte à pizza en rond de 9 pouces.
- Une autre option consiste à faire des pizzas miniatures en coupant la pâte en quatre parties pour créer quatre petites pizzas.
- Cuire la croûte au four de 8 à 12 minutes environ, jusqu'à ce qu'elle soit d'un beau brun doré.
- Sortez votre croûte de pizza de votre four.

- Ajoutez les garnitures de la liste des ingrédients, le fromage étant la première chose que vous ajoutez, puis placez les autres garnitures sur le dessus pour créer une distribution uniforme.

- Lorsque vous avez terminé, remettez la pizza au four et faites cuire jusqu'à ce que toutes les garnitures soient cuites uniformément.

2. Zuppa Toscana à faible teneur en glucides

Ingrédients nécessaires pour faire cette délicieuse et saine recette pour le déjeuner.

- 7 tranches de bacon coupées en morceaux d'un pouce
- Une livre de saucisse
- 3 gousses d'ail
- Un oignon coupé en dés et haché très finement
- Deux paquets de 32 onces de bouillon de poulet
- Un cube de bouillon de poulet
- Une demi-tasse d'eau, l'eau du robinet est bonne.
- Hacher 5 tasses de fleurons de chou-fleur
- Trois tasses et quart de chou frisé haché et équeuté
- La moitié d'une tasse de crème à café ou de crème à café
- 5/8 tasse de fromage parmesan

Préparation

- Faire cuire la saucisse dans une grande marmite.

- Utilisez le réglage moyen-haut.
- Cuire de cinq à sept minutes.
- Garder dans la casserole jusqu'à ce qu'elle soit dorée et qu'elle puisse s'émietter facilement.
- Verser la graisse dans une zone de drainage sécuritaire.
- Déposer la saucisse sur une assiette sur le côté
- Utiliser le même réglage moyen à élevé et cuire le bacon jusqu'à ce qu'il soit croustillant de 3 à 5 minutes.
- Mettre le bacon sur le côté
- Égoutter jusqu'à ce qu'il reste 2 cuillères à café dans le pot.
- Ajouter l'oignon haché et l'ail dans la même casserole jusqu'à ce qu'ils ramollissent en 5 à 6 minutes.
- Ensuite, remettre le bacon et la saucisse dans la casserole.
- Ajouter l'eau, le cube de bouillon et le bouillon de poulet, garder les oignons et l'ail dans le bol.
- Ajouter du poivre à votre choix

- Mettre le chou frisé dans la poêle avec la moitié et demie de la pâte.

- Laisser mijoter pendant 5 minutes

- Ajouter du fromage parmesan au goût.

- Servez le repas

3. Stroganoff de bœuf pour un souper facile et faible en glucides

Cette version à faible teneur en glucides du classique Bœuf Stroganoff est tout aussi délicieuse que la version originale, mais elle vous donne l'impression d'être beaucoup plus rassasié pendant plus longtemps.

140 min de préparation et de cuisson avec seulement 30 min de préparation et une heure au four. Cela en fait un repas parfaitement facile à cuisiner et congelable.

Ingrédients

- Utiliser une demi-cuillère à café de sel
- 2 lb de rôti de mandrin de bœuf rôti
- 3 oignons verts tranchés
- 3 cuillères à café de poivre noir
- 5 onces de beurre ou de margarine
- Quatre cuillères à soupe de farine
- Bouillon de bœuf en conserve condensé

- Moutarde préparée contenant une once
- Une boîte de champignons tranchés ou un paquet de petits champignons frais de la taille d'une boîte essentielle.
- Les égoutter si elles proviennent d'une boîte de conserve
- Troisième d'une tasse de vin blanc
- Un tiers d'une tasse de crème sure
- Récupérer la congélation et le gras du rôti et trancher la viande.
- Absorbez la graisse et le gras du rôti et coupez la viande en lanières d'un demi-pouce sur 2,5 pouces de long.
- Saupoudrer les lanières d'une demi-cuillère à café de sel et de poivre.

Préparation

- Dans une grande poêle à frire à feu moyen, faire fondre le beurre et cuire les lanières de bœuf jusqu'à ce qu'elles soient dorées. Ils cuisent rapidement, donc une fois cuits, mettez-les de côté.

- Jeter les oignons dans la poêle pendant quatre à cinq minutes, en les faisant cuire avec les lanières de bœuf en même temps.

- Prendre le bouillon de boeuf, le pauvre jusqu'à ébullition.

- La farine doit être incorporée dans le jus du reste des ingrédients.

- Remuez toutes les trente secondes.

- Incorporer la moutarde et baisser le réglage du feu.

- Laisser mijoter pendant environ une heure, en fonction de divers facteurs de qualité de la poêle et de la température du poêle.

- Avant de servir, environ cinq minutes avant, ajouter le vin blanc et la crème sure et aigre.

4.Pancakes aux baies et crème fouettée faible en glucides pour le petit déjeuner

Si vous aimez les pancakes, vous pouvez encore en manger avec ce régime. Ils sont tout aussi savoureux que la version originale.

Ingrédients

- Quatre œufs
- Sept onces de fromage cottage nature
- Une cuillère à soupe de poudre de cosse de psyllium moulue
- Deux onces d'huile de noix de coco ou de beurre ordinaire ou de margarine
- Deux onces de framboises congelées, mais décongelées ou fraîches sont les meilleures.
- Vous pouvez aussi remplacer les framboises par des bleuets ou des fraises.
- Une tasse de crème à fouetter de style épais

Préparation

- Dans un bol, mélanger les œufs, le fromage cottage et l'enveloppe de psyllium en remuant jusqu'à homogénéité.

- Laisser reposer pendant quatre à cinq minutes pour lui permettre de s'épaissir.

- Procurez-vous une poêle antiadhésive et faites-la chauffer avec de l'huile de noix de coco, de la margarine ou du beurre. Une fois prête, vous pouvez passer à l'étape suivante.

- Chauffer les pancakes à feu moyen, pendant environ trois à cinq minutes d'un côté, puis les retourner. Gardez à l'esprit la taille, car les pancakes trop grands sont difficiles à retourner.

- Mettre la crème dans un autre bol et remuer.

- Choisissez le type de baies que vous voulez et ajoutez de la crème fouettée

- Servir sur une assiette

5. Délicieux chili au bifteck

Si vous aimez le chili, cette recette est pour vous : détaillé et savoureuse avec les principaux groupes de santé alimentaire inclus. Vous pouvez remplacer tous les légumes par ceux que vous préférez, ce qui les rend incroyablement polyvalents.

Ingrédients

- 4 lb de cubes de bifteck d'un pouce faits à partir de bifteck de ronde de bœuf
- Un quart de tasse d'huile de canola
- 4 gousses d'ail, hachées en petits morceaux
- Deux tasses et demie d'oignons coupés en dés et coupés en très petits morceaux
- 2 tasses et demie d'eau, séparez les 2 tasses de la demi-tasse.
- 2 tasses et quart de petits morceaux de céleri haché
- Trois boîtes de 14,5 onces de tomates non égouttées
- Deux boîtes de quinze onces de sauce tomate sans sel chacune

- Une livre de salsa de votre variété préférée
- Trois cuillères à soupe de chili en poudre
- Deux cuillères à café et demie de cumin moulu et séché en cas d'utilisation dans un jardin
- Deux cuillères à café d'origan séché
- Une cuillère à café et demie de poivre noir, mais cela peut être modifié selon votre goût.
- Un quart de tasse de farine d'épicerie ordinaire, vous pouvez aussi utiliser de la farine biologique si vous le désirez.
- Un quart de tasse de semoule de maïs jaune
- Parmi les autres options à ajouter, mentionnons la crème sure faible en gras, le fromage râpé à faible teneur en gras de votre choix, les olives et les poivrons hachés.

Préparation

- Dans un four conventionnel sur la cuisinière, à température moyenne-élevée, cuire l'ail et le bifteck jusqu'à ce qu'ils soient bien cuits. Toujours remuer pour obtenir une cuisson uniforme et appropriée.

- Ajouter la quantité requise d'oignons. Ceci peut également être modifié si vous préférez moins ou plus de saveur d'oignon.

- Surveillez vos aliments pendant environ cinq à sept minutes ; assurez-vous de continuer à cuire et à remuer.

- Ajouter et mélanger les deux tasses d'eau et les neuf autres ingrédients, à l'exception de la farine et de la semoule de maïs, jusqu'au point d'ébullition.

- Baisser le feu à feu doux et laisser mijoter à couvert pendant environ deux heures, jusqu'à ce qu'il soit tendre et lisse au toucher et bien cuit.

- Mélanger la farine, la semoule de maïs et l'autre moitié d'une tasse d'eau qu'on vous a demandé de mettre de côté dans la section des ingrédients.

- L'étape suivante consiste à commencer à le mélanger pour obtenir une texture extrêmement épaisse et crémeuse.

- Une fois que le chili est en ébullition, ajoutez le mélange de farine et de semoule de maïs et dispersez uniformément les ingrédients.

- Poursuivez la cuisson en remuant pendant environ deux à trois minutes, jusqu'à ce qu'elle soit bien épaisse.

- Ensuite, vous pouvez ajouter les ingrédients supplémentaires mentionnés au bas de la liste des ingrédients, mais choisissez ceux que vous préférez.

- C'est votre repas, modifiez-le légèrement comme vous le souhaitez.

Une fois cuite, mettez dans des bols et servez, et vous devriez avoir environ vingt portions. Vous pouvez les mettre au réfrigérateur et les réchauffer à votre goût pendant quelques jours de plus.

6. Rouleaux de bifteck cétogènes

Savourez cette recette de dîner simple et facile à préparer.

Ingrédients

- Une livre et demie de bifteck rond tranché très mince
- Une demi-tasse de marinade pour les steaks. Choisissez votre saveur préférée ou utilisez une cuillère à café d'ail en dés et deux cuillères à soupe d'huile d'olive.
- Un poivron de plus grande taille qui est coupé en tranches en forme de lanières de votre type de poivron rouge ou de poivron vert préféré.
- Une tasse de haricots verts.
- Un oignon haché finement

Préparation

- Placez votre steak dans un sac et laissez-le tremper dans la marinade de votre choix pendant au moins cinq minutes. Cependant, plus vous attendez, meilleur sera son goût.

- Réglez la température de votre four à trois cent cinquante degrés.

- Procurez-vous une poêle à frire plus grande. Mettre de l'huile d'olive ou de l'enduit végétal dans le fond, suffisamment pour recouvrir complètement la poêle.

- Prenez le bifteck tranché finement et faites-en des lanières encore plus petites qui sont préférables à la taille que vous voulez.

- Prendre le steak et l'enrouler autour des poivrons, des oignons et des haricots verts de votre choix.

- Cuire le steak dans la poêle à frire pendant une minute de chaque côté à la fois. Continuer à tourner jusqu'à ce que la viande soit bien cuite.

- Prenez une plaque à pâtisserie et mettez les morceaux de steak et de légumes emballés sur la plaque et placez-les dans le four que vous aviez réglé à trois cent cinquante degrés.

- Cuire les rouleaux de bifteck pendant environ 10 à 15 minutes jusqu'à ce qu'ils aient une belle couleur brune.

- Servir sur de petites assiettes.

7. Céréales à faible teneur en glucides pour le petit déjeuner

C'est une recette simple que tout le monde peut faire. Elle est faible en glucides et idéale pour les mois froids qui approchent. Cette recette est polyvalente, comme le gruau d'avoine, mais en version à faible teneur en glucides. Vous pouvez être plus audacieux avec des ingrédients comme la cannelle ou le beurre d'arachide.

Ingrédients

- Trois quarts de tasse de noisettes cassées
- Trois quarts de tasse d'amandes moulues
- Demi-tasse de graines de lin
- Une demi-tasse de son d'avoine
- Une demi-tasse de son de blé
- Une demi-tasse de gruau ordinaire (ceci est entièrement facultatif et peut être omis si vous suivez un régime à très faible teneur en glucides)

- **Préparation**

- Disposer tous les objets dans un bol. Couvrir et bien mélanger et agiter jusqu'à ce que le mélange soit bien réparti.

- Couvrez-le et mettez-le au réfrigérateur ou il se gâtera et il se conservera pendant environ 90 jours.

8. Bouillie de baies

Ingrédients

- Quatre cuillères à soupe de mélange sec d'avoine
- 240 ml de lait d'amande naturel
- 3/5 c. à thé de cannelle
- Ajoutez des fruits comme des pommes, des pêches ou des baies.

Préparation

- À l'aide d'un contenant, commencez à mélanger le mélange sec, le lait d'amande, les fruits de votre choix et la cannelle.
- Réglez le micro-ondes à cent pour cent.
- Réglez la minuterie sur une à deux minutes et vérifiez toutes les 30 secondes.
- Laisser reposer la bouillie et épaissir naturellement pendant 5 minutes.
- Mettre dans un bol et servir aux invités.

9. Champignons et noix rôtis avec gruau et chou-fleur :

Ingrédients

- Cinq onces de champignons Portobelo coupés en dés à votre taille préférée
- Deux gousses d'ail hachées fraîches
- Une cuillère à soupe de romarin
- Une cuillère à soupe de paprika fumé
- Une cuillère à soupe d'huile végétale
- Une demi-tasse de noix de Grenoble hachées
- Une tête moyenne de chou-fleur
- Une tasse de lait faible en gras
- Demi-tasse d'eau
- Une tasse de cheddar extra fort râpé
- Une cuillère à soupe et demie de beurre
- Ajouter du sel pour plus de saveur selon vos préférences

Préparation

- Tapisser une plaque à pâtisserie de papier d'aluminium et chauffer votre four à 400 degrés Fahrenheit.

- Versez lentement votre huile végétale sur vos champignons, l'ail, les noix, le paprika fumé et le romarin, le tout dans un petit plat.

- Assurez-vous de bien mélanger tous ces ingrédients et d'étaler correctement votre huile tout au long du repas.

- Prenez votre plaque à pâtisserie et assurez-vous de prendre votre mélange et de le placer uniformément, puis attendez 14-15 minutes.

- Mélangez ou coupez votre chou-fleur en très petits dés.

- Chauffer une casserole moyenne avec une demi-casserole d'eau sur le dessus. Couvrez votre chou-fleur pendant cinq minutes jusqu'à ce qu'il soit tendre et croustillant.

- Mélangez votre lait faible en gras dans le gruau de chou-fleur et ajoutez-y le tout en remuant.

- Laisser mijoter à feu doux pendant 3 demi-minutes.

- Ajouter le beurre et le cheddar extra fort et maintenir à feu doux.

- Ajoutez la quantité de sel que vous préférez avec un autre quart de tasse d'eau.

- Prenez votre plaque à pâtisserie avec vos champignons en train de cuire jusqu'à ce qu'ils aient une couleur brun foncé et une texture molle.

- Mettez les champignons sur votre mélange de grains de chou-fleur et votre repas est maintenant complet et prêt à servir.

10. Salade de betteraves fraîches et morue cuite à la poêle.

Ingrédients

- Deux livres de filets de morue fraîche
- Deux onces et demie de câpres
- Une cuillère à soupe et demie de beurre ou de margarine
- Poivre avec sel
- Betteraves en dés bouillies

Préparation

- Ajoutez du poivre et du sel au poisson que vous prévoyez de cuire à votre goût.
- Mettre le poisson dans une poêle à feu moyen pendant 3 minutes d'un côté, le retourner et le faire frire encore 3 minutes de l'autre côté.
- Dans un plat, mélanger les cubes de betteraves, le jus de citron, l'aneth, le sel et le poivre.
- Mélangez les choses.

- Dans une casserole, porter à ébullition le brocoli chou-fleur et les carottes dans de l'eau à ébullition pendant environ 5 minutes.

- Obtenir une casserole à fond épais et la chauffer à feu moyen.

- Ensuite, mettez le beurre coupé en cubes, puis fouettez le beurre jusqu'à ce qu'il prenne la couleur dorée dans la poêle que vous avez chauffée.

- Éteindre le feu sur le beurre.

- Posez la carte sur une assiette avec les légumes que vous avez fait bouillir et versez le beurre dessus. Mettez aussi les betteraves de côté.

11. Savoureux mélange montagnard maison

En général, un mélange montagnard a tendance à contenir beaucoup d'ingrédients à haute teneur en glucides.

Cependant, vous pouvez aussi faire un mélange montagnard maison à faible teneur en glucides, et cette recette vous

montrera une façon facile de faire cette délicieuse recette
qui vous satisfera .

Ingrédients et préparation

- Une tasse et demie de pacanes

- Une tasse et demie de noix de Grenoble coupées en petits
dés

- Faire rôtir une tasse de graines de citrouille

- Une tasse de flocons de noix de coco non sucrés

- Agiter dans un sachet et séparer en portions individuelles.

12. Bol de porc et de légumes asiatiques

Ce plat exotique de l'Orient de l'est vous séduira par sa variété de saveurs appétissantes. Vous pouvez toujours remplacer certains légumes par d'autres que vous préférez.

Ingrédients

- Trois oignons verts frais
- Un quart d'once de coriandre
- Une gousse d'ail frais.
- Un quart d'once de gingembre
- Un demi-poivre Serrano
- Trois onces de champignons bruns frais ou en conserve
- 4 onces de chou bok choy
- Une tomate fraîche du jardin ou une petite boîte de tomates
- Un seul cube de bouillon de poulet déshydraté en cube
- Une cuillère à soupe de tamari biologique.
- Une cuillère à soupe d'huile d'olive extra-vierge.

- 9 onces de longe de porc, filet de porc

Préparation

- Commencez par couper votre oignon vert frais en petits morceaux.
- Enlevez les tiges de vos champignons frais.
- Coupez vos champignons bruns en dés en morceaux d'un quart de pouce, puis trouvez votre coriandre et coupez-le en petits morceaux selon votre préférence.
- Vous voudrez ensuite sortir votre gingembre et le couper très finement.
- Prenez vos champignons et coupez-les en petits morceaux comme votre gingembre, mettez-les de côté dans un endroit séparé.
- Continuez en enlevant toutes les graines de votre poivre Serrano et jetez-le à la poubelle.
- Coupez-les très finement et mettez-les de côté avec vos autres ingrédients prêts à l'emploi et coupez l'extrémité de votre bok choy en tranches fines.

- Coupez votre tomate en deux, puis coupez ces moitiés en trois et mettez-les de côté.

- Après avoir pris un essuie-tout pour essuyer votre filet de porc, assurez-vous de le couper en morceaux d'un quart de pouce.

- Chauffer une poêle moyenne avec une cuillère à soupe d'huile d'olive extra-vierge.

- Lorsque votre poêle est bien chaud, mettez votre filet dans votre poêle, laissez cuire de deux minutes et demie à trois minutes jusqu'à ce qu'il soit bien croustillant et bien cuit des deux côtés.

- Retirer le filet à la fin et le déposer sur le côté.

- Procurez-vous une autre casserole et portez à ébullition avec votre bouillon de poulet, votre sauce tamari et deux tasses d'eau prêtes à cuire à feu vif.

- Ajoutez les champignons, le Serrano, l'ail, le gingembre, et le chou du bok choy et laissez mijoter le tout à feu moyen à moyen-élevé jusqu'à ce que les champignons soient tendres pendant environ quatre à six minutes.

- Prenez votre porc, vos tomates et vos oignons verts, puis ajoutez votre coriandre et faites-la chauffer pendant une minute.

- Vous pouvez maintenant éteindre le chauffage et servir votre repas à vos invités ou à vous-même.

13. Galettes de hamburgers à la sauce tomate servis avec du chou frit

Ingrédients

- Deux livres de bœuf haché

- Un seul œuf

- Deux onces de fromage feta déjà émiettées.

- Deux onces et demie de persil provenant de préférence d'un jardin frais ou frais du magasin.

- Deux cuillères à soupe de beurre ou de margarine

- Une cuillère à soupe d'huile d'olive extra-vierge

Les ingrédients du chou frit

- Une livre et demie de chou vert déchiqueté finement en plus petits morceaux

- Cinq onces de beurre

- Sel et poivre à votre goût

Préparation

- Prenez tous vos ingrédients pour vos hamburgers et ajoutez le hamburger dans un grand bol.

- Utilisez une grande cuillère en bois et mélangez le tout.
- Utilisez vos mains pour faire huit galettes de hamburgers.
- Dans une poêle, ajouter le beurre et l'huile d'olive extra-vierge.
- Mettez votre poêle à feu moyen pendant dix minutes ou jusqu'à ce que vos burgers soient d'un beau brun foncé,
- cuire les deux côtés uniformément.
- Mélanger la pâte de tomates et la crème dans un bol.
- Combiner ce mélange à la poêle lorsque vos hamburgers sont près d'être cuits.
- Laisser mijoter le mélange dans la poêle et ajouter le sel et le poivre désirés.
- Ajouter le persil sur le dessus du repas avant de servir.
- À l'aide d'un robot culinaire ou d'un couteau aiguisé, assurez-vous que votre chou est déchiqueté.
- Ajouter le beurre ou la margarine dans une poêle.

- Pour la portion de chou, cuire le chou à feu moyen à moyen-vif pendant environ seize minutes jusqu'à ce que le chou soit d'une belle couleur brune dorée sur les bords.

- Mélanger et ajouter le beurre ou la margarine au chou.

- Laisser mijoter quelques minutes, puis servir le chou avec les burgers.

14. Wraps de laitue au thon

Un fait impressionnant sur le thon en conserve est qu'il ne contient absolument aucun glucide et près de 20 grammes de protéines. Il est extrêmement sain d'en consommer quelques fois par semaine, mais n'en faites pas trop parce que le poisson contient beaucoup de mercure.

Ingrédients

- Trois onces d'une boîte de thon

- Un quart de tasse de mayonnaise

- Un quart de tasse de céleri coupé en dés

- Ajoutez du sel et du poivre à votre choix, en petite ou en grande quantité, et saupoudrez comme vous le souhaitez.

• Un morceau de feuille de laitue au beurre de plus grande taille

Préparation

• Mélangez vos ingrédients dans un bol à côté de la feuille de laitue.

- Prenez la feuille de laitue et déroulez-la et placez la salade de thon mélangée que vous avez préparée dans l'emballage.

- Étendre le mélange uniformément et l'envelopper hermétiquement en utilisant la feuille de laitue comme pellicule.

15. Salade César céto

Ingrédients

- Deux quarts de livre de poitrine de poulet

- Une cuillère à soupe d'huile d'olive extra-vierge

- Sel et poivre selon votre goût

- Deux onces et demie de bacon

- Sept onces de laitue romaine

- La quantité désirée de vinaigrette fraîchement

  râpée au parmesan

- Demi-tasse de mayonnaise

- Une cuillère à soupe de moutarde

- La moitié d'un citron ou d'un jus de citron

- Deux cuillères à soupe d'anchois coupés en filets

- Deux gousses d'ail finement hachées

- Une pincée de sel et une pincée de poivre

Préparation

- Mettez la température de votre four à 375°

  Fahrenheit et préchauffez jusqu'à ce qu'il atteigne

  sa température.

- Mélangez tous les ingrédients pour la vinaigrette. C'est le sel et le poivre à votre goût.

- Deux onces et demie de bacon

- Sept onces de laitue romaine

- La quantité désirée de vinaigrette fraîchement râpée au parmesan

- Demi-tasse de mayonnaise

- Une cuillère à soupe de moutarde

- La moitié d'un citron ou d'un jus de citron

- Prenez votre poitrine de poulet et mettez-les dans une casserole pour la cuisson que vous avez graissée.

- Saupoudrer votre poulet de sel et de poivre.

- Compléter avec de l'huile d'olive extra-vierge.

- Faites cuire votre poulet à point pendant une vingtaine de minutes jusqu'à ce qu'il soit tendre.

- Cuire le bacon jusqu'à ce qu'il soit croustillant.

- Placez votre laitue hachée dans une assiette avec votre poulet coupé et votre bacon émietté sur le dessus.

- Savourez votre festin avec la vinaigrette que vous avez préparée.

16. Saucisse rôtie

Ingrédients

- Douze galettes de saucisses italiennes
- Une aubergine
- Un poivron rouge
- Un poivron jaune
- Une cuillère à soupe d'huile d'olive extra-vierge
- Une cuillère à soupe de thym sec
- Une cuillère à soupe de romarin également séché
- Une pincée de sel

Préparation

- Réglez votre four à 400 degrés Fahrenheit.
- Coupez vos galettes de saucisses deux ou trois fois.
- Préparer la saucisse en la mettant sur une plaque de cuisson huilée.
- Coupez vos courgettes dans des tailles qui s'adaptent à votre bouche.
- Peler les aubergines et les poivrons et les couper en tranches plus grosses.

- Mettez tout ce que vous avez fait jusqu'à présent sur une plaque à pâtisserie, salez et poivrez, puis versez l'huile dessus.

- Faites cuire vos saucisses et légumes pendant 35 à 40 minutes.

- Lorsque c'est fait, servez le repas.

17. Côtes levées à cuisson lente

Cette recette facile à faire ne nécessite que deux ingrédients.

Ingrédients

- Quatre livres de côtelettes de porc de bœuf
- Un tiers de tasse de sauce pesto et vous pouvez ajouter du sel et du poivre.

Préparation

- Sortez votre mijoteuse à l'heure habituelle du déjeuner et préparez vos côtes levées pour la mijoteuse avec sauce pesto.
- Cuire à puissance maximale pendant cinq à six heures.
- Vous pouvez ajouter du sel et du poivre si vous préférez.

18. Crevettes Scampi

Ingrédients

- Deux cuillères à soupe d'huile d'olive de pépins de raisin
- Deux cuillères à soupe d'assaisonnement cajun du commerce
- Une livre de crevettes fraîches ou congelées épluchées définies
- Deux courgettes rondes
- Deux cuillères à soupe de persil haché
- Une cuillère à soupe de fromage parmesan râpé

Préparation

- Combinez votre huile d'olive aux pépins de raisin avec votre assaisonnement cajun dans une poêle à frire.
- Prenez vos crevettes et ajoutez-les à votre mélange.
- Faites cuire vos crevettes à feu moyen à moyen-élevé.
- Chauffer pendant environ trois minutes de chaque côté jusqu'à ce que les deux côtés soient roses.

Ajouter une autre cuillère à soupe d'huile d'olive de pépins de raisin et une cuillère à soupe d'assaisonnement cajun dans votre poêle à frire vide où vous avez fait les crevettes.

- Ajouter les courgettes dans le mélange que vous avez préparé, puis remettre les crevettes dans la poêle et cuire pendant deux minutes.

- Le parmesan fait une excellente garniture avec le persil.

- Si vous préférez, vous pouvez aussi faire cuire du riz comme plat d'accompagnement, mais cela ajoutera plus de glucides.

19. Diner aux côtelettes de porc

Ingrédients

- Six côtelettes de porc brunes
- Une boîte de sauce tomate à votre goût
- Une cuillère à soupe d'huile d'olive
- Une cuillère à soupe de cassonade
- Un gros oignon vert
- Deux cuillères à soupe de sauce Worcestershire
- Un poivron vert moyen haché
- Une cuillère à soupe et demie de vinaigre de cidre
- Une boîte de quatre onces de champignons égouttés

  Tiges de champignons
- Demi-cuillère à café de sel
- Riz non cuit

Préparation

- Mettez vos côtelettes de porc brunes dans l'huile, égouttez-les et mettez-les dans une mijoteuse.
- Incorporer l'oignon avec les poivrons verts et les champignons.

- Dans un bol, mélanger la sauce tomate, la cassonade, la sauce Worcestershire, le vinaigre et le sel.

- Versez le tout sur vos côtelettes de porc et laissez cuire dans la mijoteuse.

- Cuisez votre riz selon la méthode de votre choix et ajoutez-y les autres éléments.

Boulettes de viande au parmesan à faible teneur en glucides

Ingrédients

- Une livre de bœuf haché
- Une tasse de parmesan râpé
- Un tiers de tasse de persil
- Un œuf
- Deux gousses d'ail hachées finement
- Une cuillère à soupe de poivron rouge écrasé
- Une cuillère à soupe d'assaisonnement italien
- Sel et poivre à votre goût
- Un pot de 24 onces de votre marque préférée de sauce marinara

Préparation

- Chauffez d'abord votre four à 350 degrés Fahrenheit
- Déposer du papier parchemin avec une plaque à pâtisserie.
- Mettez votre bœuf haché, le parmesan, le poivron rouge concassé, l'assaisonnement italien, l'ail, l'œuf,

le persil, le sel et le poivre dans un bol que vous avez bien mélangé.

- Sculpter votre mélange de bœuf en boules de 1 pouce et demi, les tapisser avec les plaques à pâtisserie.

- Faites cuire vos boulettes de viande au four jusqu'à ce qu'elles soient bien cuites et d'une belle couleur brune pendant une vingtaine de minutes.

- Ajoutez-y la sauce marinara de votre choix.

21 Souper de tacos à la poêle

Ingrédients

- Une livre de bœuf haché comme de la viande de hamburger

- Un paquet d'assaisonnement pour tacos

- Deux tasses et demie d'eau

- Sept onces de macaronis aux coudes ou d'autres petites pâtes que vous appréciez

- Quatre onces de fromage cheddar qui sont râpées.

- Deux oignons verts qui sont coupés en morceaux

- Une demi-tasse de crème sure ordinaire

- Une tomate hachée de taille moyenne

Préparation

- Dans une grande poêle, dorer le bœuf à feu moyen à vif jusqu'à ce qu'il soit bien cuit.

- N'oubliez pas de remuer souvent et d'égoutter la viande au besoin.

- Incorporer le mélange à tacos de macaroni et l'eau.

- Réduisez votre feu à moyen-doux après qu'il commence à bouillir, puis couvrez-le pendant

environ dix minutes, mais en découvrant ici et là
pour mélanger.

- Ajouter les oignons et le fromage râpé, puis mettre la
crème sure et les tomates coupées sur le dessus et
déguster.

22. Poulet toscan crémeux

Ingrédients

- Deux livres de poulet tranché mince, sans les os, dans lequel il n'y a pas d'os
- Deux cuillères à soupe d'huile d'olive extra-vierge
- Une tasse de crème épaisse
- 1/2 tasse de bouillon de poulet
- Une cuillère à café de poudre d'ail
- Une cuillère à café d'assaisonnement de la variété italienne
- Une tasse de fromage parmesan
- Une tasse d'épinards hachés
- Une demi-tasse de tomates séchées au soleil

Préparation

- Ajouter l'huile d'olive extra-vierge dans une poêle et cuire le poulet à feu moyen à moyen-élevé pendant environ trois à cinq minutes jusqu'à ce que les deux côtés du poulet soient dorés uniformément.
- Prendre le poulet déjà cuit et le mettre de côté pour une utilisation ultérieure.

- Ajouter le bouillon de poulet, la crème épaisse, la poudre d'ail, l'assaisonnement italien et le parmesan dans un bol et remuer à feu moyen jusqu'à ce que la combinaison épaississe.
- Ajoutez votre tomate amie du soleil et les épinards, puis laissez mijoter jusqu'à ce que les épinards soient cuits.
- Remettre le poulet dans la poêle, puis le servir si votre régime le permet, ajouter du riz brun et savourer votre repas.

23. Frittata Crimini et chou frisé

Ingrédients

- Une cuillère à soupe de ghee
- Deux gousses d'ail hachées finement
- Huit onces de champignons crimini coupés en dés
- Deux tasses de chou frisé équeuté
- Dix gros œufs si vous pouvez vous le permettre, utiliser des œufs biologiques.
- Trois quarts de tasse de lait à deux pour cent

- Un quart de tasse de fromage cheddar râpé finement
- Un quart de cuillère à café de sel ordinaire, mais de préférence de sel de mer
- Un quart de cuillère à café de poivre noir ordinaire

Préparation

- Préparez votre four en le préchauffant à 350 degrés Fahrenheit.
- Retirer le ghee des ingrédients et le faire chauffer à feu moyen ou moyen-élevé dans une casserole plus grande.
- Cuire l'ail jusqu'à ce qu'il soit bien sauté pendant deux minutes.
- Ajouter les champignons et les faire revenir pendant cinq minutes de plus.
- Ajouter le chou frisé ainsi que les champignons Crimini et faire frire encore cinq minutes jusqu'à ce que le chou frisé soit cuit.
- Ajouter les champignons et le chou frisé dans un moule à tarte.
- Jetez votre fromage par-dessus.

- Mélanger et remuer rapidement ou à l'aide d'un fouet les œufs et le lait dans un bol.

- Versez le mélange dans votre moule à tarte.

- Faites cuire votre moule à tarte au four pendant environ cinq à cinquante-cinq minutes.

- Servir encore chaud et savourer.

24.Gâteau aux carottes à faible teneur en glucides

Un gâteau peut toujours faire partie d'un régime cétogène lorsqu'il est préparé correctement. Cette recette fera danser vos papilles gustatives.

Ingrédients

GÂTEAU :

- Une tasse et demie de farine d'amandes
- Demi-tasse de farine de noix de coco
- Deux cuillères à café de bicarbonate de soude ordinaire
- La moitié d'une cuillère à café de levure chimique régulière
- Une cuillère à café et demie de cannelle moulue
- Une demi-cuillère à café de muscade moulue
- Un quart de cuillère à café de gingembre
- Une tasse d'huile de noix de coco
- Quatre œufs

- Deux cuillères à café de vanille extraite
- ¾ tasse de sucre à faible teneur en glucides substitut de sucre
- Une tasse et demie de courgettes râpées emballées et râpées
- Une tasse de carottes râpées et emballées légèrement
- Une demi-tasse de noix de Grenoble qui sont entièrement facultatives.

GLAÇAGE :

- 16 onces de fromage à la crème nature
- Demi-tasse de beurre ou de margarine
- 2 tasses d'édulcorant en poudre régulier
- Deux cuillères à café de vanille extraite
- Deux cuillères à soupe de crème à fouetter de style épais

Préparation gâteau

- Régler le four à 350 degrés Fahrenheit.
- Placer du papier parchemin dans le fond de deux moules à gâteaux de neuf chacun.

- Mélanger la farine d'amandes, la farine de noix de coco, la poudre à pâte, le bicarbonate de soude, la cannelle, la muscade et le gingembre dans un bol. Mettre complètement de côté
- Dans un autre bol, mélanger l'huile de noix de coco, vos quatre œufs et l'extrait de vanille.
- Incorporer les courgettes, les carottes et l'édulcorant faible en glucides.
- Ajouter ensuite le mélange de farine et remuer jusqu'à ce qu'il soit bien mélangé.
- Si vous utilisez des noix, mélangez-les également.
- Étendre la pâte uniformément entre les deux moules à gâteau. Lisser le dessus uniformément.
- Cuire au four de vingt-cinq à trente minutes jusqu'à ce que le dessus soit brun clair et que le gâteau soit ferme au toucher.
- Sortir du four et laisser refroidir.

GLAÇAGE :

- Assembler le fromage à la crème et le beurre ou la margarine à l'aide d'un batteur ou d'un fouet.

- Ajouter l'édulcorant en poudre et remuer jusqu'à consistance lisse.

- Mélanger l'extrait de vanille et la crème à fouetter jusqu'à l'obtention d'un mélange mousseux et blanc.

- Ajouter le glaçage sur le dessus du gâteau une fois qu'il est suffisamment refroidi pour geler.

25. Cupcakes avec glaçage au Nutella à faible teneur en glucides

Ingrédients pour le gâteau

- Un quart de tasse de farine de noix de coco

- Un quart de tasse de cacao en poudre non sucré

- 1 tasse d'édulcorant de cuisson au choix

- 1/4 de cuillère à café de cannelle

- Une cuil. à soupe de bicarbonate de soude ordinaire

- 1 c. à thé de poudre à pâte régulière

- Une huitième cuillère à café de sel

- Deux cuillères à soupe d'huile de noix de coco liquéfiée

- Deux gros œufs légèrement battus

- Demi-cuillère à café d'extrait de vanille

- Une tasse de courgettes râpées finement

GLAÇAGE :

- Une demi-tasse de beurre que vous avez laissé ramollir

- Une once de fromage à la crème ramolli à la température ambiante
- Une tasse d'édulcorant en poudre pour confiseurs
- Quart de tasse de pâte à tartiner au chocolat aux noisettes ou Nutella
- Deux cuillères à soupe de crème épaisse
- Une cuillère à café de vanille extraite
- Sel au goût

Préparation gâteau :

- Mélanger dans un bol le bicarbonate de soude, la farine de noix de coco, 70 % de cacao, votre choix d'édulcorant, la cannelle, le sel et la poudre à pâte.
- Incorporer l'huile de noix de coco, les œufs et la vanille extraite en remuant jusqu'à homogénéité. Ajouter les courgettes râpées.
- Répartir la pâte entre 8 moules à cupcakes graissés.
- Cuire à 350 degrés pendant vingt-cinq à trente minutes.

GLAÇAGE :

- À l'aide d'un batteur, mélanger le beurre et le fromage à la crème jusqu'à consistance crémeuse et lisse.

- Incorporer lentement l'édulcorant en poudre en battant jusqu'à homogénéité.

- Mélanger la pâte à tartiner au chocolat aux noisettes et mélanger.

- Ajouter la crème épaisse, l'extrait de vanille et le sel et mélanger jusqu'à l'obtention d'un mélange mousseux.

- Ajouter le glaçage sur le dessus des petits gâteaux.

26. Quiche au bacon et cheddar avec croûte de chou-fleur

Ingrédients

CROÛTE :

- Un chou-fleur à une tête
- Un quart de tasse de fromage mozzarella râpé régulier
- Un quart de tasse de parmesan râpé
- Un œuf
- 1/4 de cuillère à café de sel
- Quart de cuillère à café d'ail en poudre

REMPLISSAGE :

- Huit tranches de bacon qui ont été cuites et finement coupées
- Quatre onces de fromage cheddar râpé
- Un quart de tasse de parmesan
- Une demi-tasse de crème épaisse ordinaire
- Demi-tasse d'eau de robinet ordinaire
- Six œufs

- Quart de cuillère à café de sel de table.

Préparation

CROÛTE :

- Râper finement le chou-fleur au robot culinaire.
- Mettre dans un plat allant au micro-ondes couvert et cuire au micro-ondes pendant cinq à six minutes.
- Laisser refroidir sans couvercle pendant douze minutes.
- Placez votre chou-fleur déjà cuit dans un coton à fromage et pressez toute l'eau que vous pouvez.
- Ajouter le chou-fleur séché dans un bol avec la mozzarella, le parmesan, l'œuf, le sel et la poudre d'ail. Mélangez les choses.
- Placer le mélange à croûte dans le fond d'une assiette à tarte.
- Cuire au four à 425° FAHRENHEIT pendant environ quatorze à dix-neuf minutes.
- Retirer et mettre de côté sur une surface non fondante.

REMPLISSAGE

- Verser le bacon, le parmesan, le cheddar dans la croûte.

- Dans un bol de taille normale, mélanger la crème, l'eau, les œufs et le sel.

- Cuire au four à 350 °F pendant environ 40 à 45 minutes ou jusqu'à ce que la garniture soit prise.

- Retirer et laisser refroidir légèrement avant de servir.

27. Sauté au poulet et aux crevettes

Ingrédients

- Deux cuillères à soupe d'huile de noix de coco
- Un oignon vert coupé finement
- Quatre gousses d'ail hachées finement
- Trois cuillères à soupe de gingembre émincé
- Une livre de brocoli frais haché en fleurons ou en fleurons surgelés
- Une livre de poulet désossé et dépouillé d'une livre de poulet qui est coupé en cubes.
- Quart de tasse d'aminos de noix de coco
- 11 gouttes de Stévia liquide
- Une livre de crevettes avec des queues congelées ou fraîches, pelées.
- Quart de cuillère à café de sel de mer ou de sel ordinaire

Préparation

- Dans une grande poêle, faire fondre l'huile de noix de coco à feu moyen-élevé.

- Cuire les oignons que vous ajoutez à la poêle jusqu'à ce qu'ils soient bien cuits.

  couleur translucide.

- Incorporer l'ail et le gingembre et faire sauter jusqu'à ce qu'ils soient cuits.

- Ajouter le brocoli et faire frire pendant 10 à 11 minutes de plus.

- Ajouter les aminos de noix de coco et la Stévia.

- Incorporer ensuite le poulet, les crevettes et le sel.

- Cuire jusqu'à ce que les crevettes soient bien cuites.

- Servir chaud sur du riz au chou-fleur.

28. Côtes levées de BBQ coréen pour mijoteuse

Ingrédients

- Deux livres de côtes de porc
- Une tasse et demie de sauce BBQ
- Six onces de carottes miniatures coupées en deux
- Quatre oignons bouillants pelés
- Cinq gousses d'ail pelées

Préparation

- Déposer les légumes au fond d'une mijoteuse et ajouter les côtes levées sur le dessus.
- Couvrir avec la sauce BBQ et cuire à feu vif pendant 5 à 6 heures.
- Sel au goût et servir chaud

29. Salade BLT au poulet

Ingrédients

- Une demi-tasse de mayonnaise ordinaire ou faible en gras
- Trois cuillères à soupe de sauce barbecue
- Deux cuillères à soupe d'oignon haché finement
- Une cuillère à soupe de citron frais pressé ou de jus de citron
- Une cuillère à café de poivre noir
- Huit tasses de verdure à salade coupée
- Deux tomates hachées
- Une livre et demie sans peau et sans os de poitrines de poulet, cuites et coupées en cubes
- Onze morceaux de bacon cuits puis émiettés
- Deux œufs que vous avez précuits à la coque et coupés en tranches

Préparation

- Dans un bol, mélanger les cinq premiers ingrédients et bien mélanger.

- Couvrir et réfrigérer jusqu'au moment de servir le repas entier.

- Mettre la salade dans un bol.

- Ajouter les tomates, le poulet et le bacon.

- Ajouter les œufs durs.

- Déversez sur le pansement.

- Servez et savourez

30. Saumon rôti à la poêle avec tomates cerises

Ingrédients.

- Deux tasses de tomates cerises, coupées en deux
- Une cuillère à soupe d'huile d'olive ordinaire
- Quart de cuillère à café de sel casher ou de sel ordinaire
- 1/4 c. à thé de poivre noir moulu

Saumon

- Quatre filets de saumon
- Une demi-cuillère à café de sel ordinaire ou casher
- 1/4 c. à thé de poivre noir
- Une cuillère à soupe d'huile d'olive
- Deux gousses d'ail, hachées finement
- Trois quarts de tasse plus bas si possible de bouillon de poulet au sodium

Préparation

- Chauffer le four à 425 degrés Fahrenheit.

- Mettre les tomates dans un plat à gratin.

- Couvrir de papier d'aluminium, saler et poivrer.

- Mélanger pour enrober.

- Cuire jusqu'à ce que les tomates soient tendres pendant environ 9 à 12 minutes en remuant.

- Entre-temps, saler et poivrer les filets.

- Dans une grande poêle, chauffer l'huile à feu moyen à vif.

- Ajouter les filets et cuire de 3 à 4 minutes de chaque côté.

- Retirer du moule.

- Ajouter l'ail dans la poêle, cuire et remuer pendant environ une minute.

- Ajouter le bouillon en remuant pour détacher les morceaux dorés de la poêle.

- Porter à ébullition et cuire jusqu'à ce que le liquide soit égoutté de moitié pendant une à deux minutes.

- Incorporer les tomates rôties et remettre le saumon dans la poêle.

- Cuire au four jusqu'à ce que le poisson commence à s'écailler à la fourchette, pendant 4 à 7 minutes.

Servez et savourez

31. Filet de surlonge cajun aux champignons

Ingrédients

- 1,25 lb de bifteck de surlonge de bœuf
- Deux cuillères à soupe d'assaisonnement cajun de base
- Deux cuillères à soupe d'huile d'olive extra-vierge
- Demi-livre de champignons frais tranchés assortis ou en conserve
- Un poireau moyen (portion blanche seulement), tranché en deux
- Une cuillère à soupe de beurre ou de margarine
- Une cuillère à café d'ail haché finement
- Une tasse et demie de vin rouge sec
- Un quart de cuillère à café de poivre
- Une huitième cuillère à thé de sel

Préparation

- Mettre l'assaisonnement cajun sur le bifteck et laisser reposer pendant sept minutes.

- Dans une poêle, cuire le bifteck dans de l'huile extra-vierge à feu moyen à vif pendant 7 à 10 minutes de chaque côté.

- Retirer et garder au chaud.

- Dans la même poêle, faire sauter les champignons et y verser le beurre ou la margarine jusqu'à tendreté.

- Ajouter l'ail et cuire 1 à 2 minutes de plus.

- Ajouter le vin, le poivre et le sel en remuant.

- Porter à ébullition et cuire jusqu'à ce que le liquide ait baissé de moitié.

- Trancher le bifteck et servir avec la sauce aux champignons pour votre plaisir.

32. Pain de viande de dinde mexicaine

Ingrédients

- Deux morceaux de pain blanc ordinaire coupés en petits dés
- Un tiers de tasse de lait écrémé ou un pour cent de lait écrémé
- Une livre de dinde maigre hachée
- Chorizo demi-livre
- Un poivron rouge finement haché
- Un oignon coupé en morceaux
- Single Pepper de la variété jalapeno
- Deux œufs battus
- Deux cuillères à soupe de coriandre
- Deux gousses d'ail émincées
- Deux cuillères à café de la poudre de chili épicée
- Une cuillère à café de sel
- Une cuillère à café de cumin moulu
- Une demi-cuillère à café d'origan
- Demi-cuillère à café de poivre
- Un quart de cuillère à café d'épice au poivre de Cayenne

- Deux tiers de tasses de salsa de votre choix

- Plus de coriandre coupée en dés

- Riz cuit chaud de la variété espagnole

Préparation

- Mettre le pain et le lait dans un bol et laisser reposer.

- Combiner les 14 autres ingrédients et un tiers de tasse de salsa, bien mélanger.

- À l'aide d'un papier d'aluminium, mouler le mélange de viande en une forme ovale et allongée.

- Prenez le papier d'aluminium, mettez-le dans une mijoteuse ovale.

- Le long des côtés de la mijoteuse, presser les bords du papier d'aluminium.

- Cuire à couvert jusqu'à ce qu'il soit inclus à feu doux jusqu'à ce qu'il fasse 165 degrés.

- Saisir les bords de la feuille d'aluminium et soulever.

- Versez le gras dans la cocotte avant de déposer le pain de viande dans un plat.

- Mettre le reste de la salsa et de la coriandre sur le dessus.

- Attendre dix minutes pour refroidir avant de le couper en tranches et de le servir.

33. Rôti braisé et haricots noirs asiatiques

Ingrédients

- Un rôti de mandrin de bœuf désossé de 4 livres
- Demi-cuillère à café de sel de table
- 1/2 cuillère à café de poivre noir
- Une cuillère à soupe d'huile d'olive ordinaire
- Un oignon, coupé en morceaux de 1 pouce
- Trois quarts de tasse de sauce aux haricots noirs asiatiques
- Un quatrième tasse de bouillon de bœuf
- une demi-livre de champignons frais ou en conserve tranchés
- 8 onces de pois mange-tout frais, parés
- Une cuillère à soupe de fécule de maïs
- Une cuillère à soupe d'eau réfrigérée
- Riz brun cuit chaud
- Quatre oignons verts tranchés

Préparation

- Saupoudrer le rôti de sel et de poivre

- Dans une poêle, chauffer l'huile à feu moyen-élevé.

- Faire dorer le rôti 4 à 5 minutes de chaque côté.

- Passer à la mijoteuse. Ajouter l'oignon.

- Mélanger la sauce aux haricots noirs et le bouillon, puis verser sur le rôti.

- Cuire à couvert, à feu doux, pendant environ cinq à six heures.

- Ajouter ensuite les champignons et les pois mange-tout et poursuivre la cuisson à feu doux jusqu'à ce que la viande soit tendre pendant environ une demi-heure.

- Déposer le rôti et les légumes dans une assiette de service, mais garder au chaud.

- Déposer le jus de cuisson dans une casserole.

- Porter le jus de cuisson à ébullition.

- Dans un bol, mélanger la fécule de maïs et l'eau froide, puis incorporer au jus de cuisson.

- Porter à ébullition ; cuire et mélanger 1 à 2 minutes ou jusqu'à épaississement.

- Servir le rôti avec du riz cuit chaud et de la sauce.

- Saupoudrer les oignons verts, le sel et le poivre noir.

34. Poulet et ail aux herbes fraîches

Ingrédients

- Six cuisses de poulet désossées et dépouillées
- Demi-cuillère à café de sel de table
- 1/4 c. à thé de poivre noir
- Une cuillère à soupe d'huile d'olive ordinaire
- Dix gousses d'ail pelées et coupées en deux
- Deux cuillères à soupe d'eau-de-vie
- Une tasse de bouillon de poulet
- Une cuillère à café de romarin frais haché finement
- Demi-cuillère à café de thym frais haché finement
- Une cuillère à soupe de ciboulette fraîche hachée

Préparation

- Saupoudrer le poulet de sel et de poivre.
- Dans une poêle en fonte, chauffer l'huile à feu moyen-élevé.
- Faire dorer le poulet des deux côtés.
- Retirer de la casserole.
- Retirer la poêle du feu et ajouter les gousses d'ail coupées en deux et l'eau-de-vie.

- Chauffer votre flamme, cuire et mélanger à feu moyen jusqu'à ce que le liquide soit presque évaporé.
- Incorporer le bouillon, le romarin et le thym.
- Ajouter de nouveau le poulet dans la poêle.
- Porter à ébullition, baisser le feu, laisser mijoter, à découvert, jusqu'à ce que le thermomètre indique 170 degrés Fahrenheit,
- Saupoudrer de ciboulette.

35. Aiglefin au bacon et aux tomates

Ingrédients

- Six tranches de bacon hachées
- Un oignon moyen tranché finement
- Une gousse d'ail hachée
- Une tasse de chapelure de pain panko
- Deux tomates italiennes hachées
- 1/4 tasse de persil
- Deux cuillères à soupe d'huile d'olive de première qualité
- Une cuillère à soupe de beurre fondu
- Cinq filets d'aiglefin (six onces chacun)
- Deux cuillères à soupe de jus de citron fraîchement pressé
- 1/4 de cuillère à café de sel

Préparation

- Dans une poêle, cuire le bacon à feu moyen, la plupart du temps cuit, mais pas trop.
- croustillant.

- Mélangez l'ail et l'oignon en les faisant dorer, mélangez-les ici et là pendant 10 à 15 minutes.
- Retirer du feu et y incorporer la chapelure, le persil et les tomates.
- Mets ça quelque part près d'ici.
- Régler le four à 400 degrés.
- Graisser un plat de cuisson avec de l'huile et du beurre.
- Mettez vos filets dans la poêle que vous utilisez
- Presser le jus de citron et ajouter un trait de sel.
- Mettez-le dans le mélange de chapelure
- Cuire au four de 10 à 15 minutes.

36. Poulet roulé Fortina

Ingrédients

- Quatre onces de fromage à la crème

- Une tasse de fromage Fontina râpé

- Six tranches de bacon cuites et émiettées

- Quatre oignons verts hachés

- 1/4 tasse de persil italien haché

- Quart de tasse de tomates séchées au soleil en julienne, égouttées, coupées et séchées en lamelles.

- Demi-cuillère à café de sel de table

- Trois cuillères à café de poivre noir (trois quarts de cuillère à café)

- Un œuf

- Une tasse et demie de chapelure de pain panko

- Une cuillère à café de paprika

- 4 demi-poitrines de poitrine de poulet désossées et sans peau de six onces

Préparation

- Chauffer le four à 375 degrés Fahrenheit

- Dans un bol, mélanger les six premiers ingrédients

- Incorporer un quart de cuillère à café de sel et de poivre chacun.

- Dans un bol, fouetter l'œuf, le sel et le poivre.

- Dans un autre bol peu profond, mettre la chapelure avec le paprika.

- Écraser soigneusement les poitrines de poulet à l'aide d'un maillet à viande jusqu'à une épaisseur d'un quart de pouce.

- Étendre le mélange de fromage sur le poulet.

- Rouler le poulet d'un petit côté et le fixer avec des cure-dents.

- Tremper le poulet dans l'œuf, puis l'enrober de chapelure.

- Déposer dans un moule à pâtisserie recouvert d'une feuille d'aluminium, côté couture vers le bas.

- Verser de l'huile dessus.

- Cuire au four sans le dessus une demi-heure à trente-cinq minutes ou jusqu'à ce que le dessus soit doré.

- Laisser reposer 5 minutes et se débarrasser des cure-dents avant de servir.

37. Dinde BBQ à l'aneth

Ingrédients

- Une tasse de yogourt nature
- Demi-tasse de jus de citron
- Troisième tasse d'huile de canola
- Demi-tasse de persil haché finement
- Demi-tasse d'oignons verts hachés
- Quatre gousses d'ail émincées
- Quatre cuillères à soupe d'aneth frais haché
- Une cuillère à café de romarin séché et broyé
- Une cuillère à café de sel
- Demi-cuillère à café de poivre
- Une poitrine de dinde (de deux livres et demie à trois livres)

Préparation

- Dans un bol, mélanger les dix premiers ingrédients.
- Déposer la moitié dans un grand sac de plastique refermable et le mettre dans la dinde.
- Refermer le sac et agiter vigoureusement pour faire mariner.
- Couvrir et réfrigérer toute la nuit.

- Couvrir et réfrigérer le reste du yogourt.

- Égoutter et jeter la marinade de la dinde.

- Griller la dinde et la couvrir, à feu moyen-vif, tout en arrosant souvent avec la marinade réservée pendant une heure.

- Servir chaud avec du sel de table et du poivre noir.

38. Poulet Alfredo et pommes grillées

Ingrédients

- Quatre demi-poitrines de poulet désossées et sans peau de 6 oz (6 oz)
- Quatre cuillères à café de votre assaisonnement pour poulet préféré
- Une grosse pomme Gala, coupée en quartiers d'un demi-pouce
- Une cuillère à soupe de jus de citron
- Quatre tranches minces de fromage provolone
- Demi-tasse de sauce Alfredo chaude
- 1/4 tasse de fromage bleu émietté

Préparation

- Mettre de l'assaisonnement de poulet des deux côtés du poulet.
- Dans un bol, mélanger les quartiers de pommes avec le jus de citron.
- Mouiller un essuie-tout avec de l'huile de canola.

- À l'aide d'une pince, frotter sur la grille du gril pour enrober légèrement.

- Griller le poulet, à couvert, à feu moyen de 5 à 8 minutes de chaque côté ou jusqu'à ce que le thermomètre indique 165 degrés Fahrenheit.

- Griller les pommes à feu moyen de deux à trois minutes de chaque côté ou jusqu'à ce qu'elles soient dorées.

- Ajouter le poulet avec le fromage provolone et cuire, à couvert, une à deux minutes de plus ou jusqu'à ce que le fromage soit fondu.

- Servir le poulet avec la sauce Alfredo, les pommes et le fromage bleu.

39.Pétoncles aux épinards

Ingrédients

- Quatre tranches de bacon hachées
- Douze pétoncles géants avec muscles latéraux enlevés
- Deux échalotes, hachées finement
- Demi-tasse de vin blanc
- Huit tasses de bébés épinards

Préparation

- Dans une grande poêle, cuire le bacon à feu moyen jusqu'à ce qu'il soit croustillant et le mélanger de temps en temps.
- Retirer à l'aide d'une cuillère fendue et égoutter sur du papier absorbant.
- Jeter les égouttures, mais garder deux cuillères à soupe.
- Essuyer la poêle.
- Épongez les pétoncles avec du papier essuie-tout.
- Dans la même poêle, chauffer une cuillerée à soupe d'égouttures à feu moyen à vif et ajouter les pétoncles et les faire dorer.

- Retirer du poêlon ; garder au chaud.

- Utiliser le reste des égouttures dans la même casserole à feu moyen-élevé.

- Ajouter l'échalote, cuire et remuer jusqu'à ce qu'elle soit tendre, 2 à 3 minutes.

- Ajouter le vin et porter à ébullition en remuant pour détacher les morceaux brunis de la poêle.

- Ajouter les épinards, puis cuire et remuer jusqu'à ce qu'ils soient flétris, une à deux minutes.

- Incorporer le bacon et servir avec les pétoncles.

40. Poulet aux champignons cuit au four

Ingrédients

- Quatre demi-poitrines de poulet désossées et sans peau
- Quart de tasse de farine de base
- Trois cuillères à soupe de beurre ou de margarine divisée
- Une tasse de champignons frais tranchés ou en conserve
- 1/2 tasse de bouillon de poulet
- Un quart de cuillère à café de sel de table ou de sel de mer
- Une huitième cuillère à café de poivre noir
- Un tiers de tasse de fromage mozzarella partiellement écrémé et râpé
- Un tiers de tasse de parmesan râpé
- 1/4 tasse d'oignons verts tranchés

Itinéraire d'accès

- S'assurer que chaque poitrine de poulet est aplatie à un quart de pouce d'épaisseur.

- Mettre la farine dans un bol.

- Tremper le poulet dans la farine pour enrober les deux côtés ; secouer l'excédent de farine.

- Dans une poêle, cuire le poulet dans deux cuillères à soupe de beurre ou de margarine des deux côtés.

- Déposer dans un plat allant au four graissé.

- Dans la même poêle, cuire les champignons dans les restes de beurre ou de margarine jusqu'à ce qu'ils soient tendres.

- Ajouter le bouillon, le sel de table et le poivre noir.

- Porter à ébullition ; cuire jusqu'à ce que le liquide soit réduit à environ une demi-tasse, soit environ cinq minutes.

- Déposer à la cuillère sur le poulet.

- Cuire au four à 375 degrés Fahrenheit, sans couvrir, jusqu'à ce que le poulet soit cuit.

- Saupoudrer légèrement de fromage et d'oignons verts.

- Cuire au four jusqu'à ce que le fromage soit fondu.

- Servez et savourez.

---

41. Pommes à la cannelle avec sauce à la vanille cétogènes

Vous n'allez pas croire qu'un dessert à faible teneur en glucides soit aussi délicieux. C'est un désert de rêve.

Ingrédients

- La quantité désirée de sauce à la vanille
- Trois tasses de crème épaisse fouettée
- La moitié d'une cuillère à café de vanille extraite
- Deux cuillères à soupe de beurre ou de margarine
- Un seul jaune d'œuf

Ingrédients pour les pommes à la cannelle

- Trois cuillères à soupe de margarine ou de beurre
- Trois pommes
- Une cuillère à café de cannelle finement moulue

Préparation

- Mélanger la margarine ou le beurre et la vanille dans une casserole avec le quart de la crème épaisse fouettée.

- Faire légèrement bouillir à feu moyen dans la casserole.

- Une fois légèrement cuite, mettez-le à feu doux et laissez-le mijoter pendant cinq minutes.

- S'assurer de remuer constamment.

- Éteignez le feu, ajoutez le jaune d'œuf et mélangez-le rapidement.

- Mettez-le au réfrigérateur et faites-le cuire.

- Le reste de la crème fouettée épaisse fouettez-la dans un bol jusqu'à l'obtention d'une texture crémeuse.
- Utiliser la sauce qui est dans le réfrigérateur et plier avec la crème fouettée.
- Remettez-le ensuite au réfrigérateur pendant une demi-heure.
- Éplucher les pommes et les évider
- Couper les pommes en tranches minces
- Prenez une poêle et faites frire les pommes jusqu'à ce qu'elles soient d'un brun clair doré.
- Ajouter la cannelle
- Avec la recette de sauce à la vanille ci-dessous, servir les pommes encore chaudes.
- Si vous choisissez de le faire, vous pouvez préparer la crème jusqu'à 24 heures avant et la conserver au réfrigérateur.

La sauce à la vanille

Ingrédients

- Utiliser quatre jaunes d'œufs légèrement fouettés
- Une demi-tasse de sucre

- Deux tasses entières de lait écrémé
- Une cuillère à café d'extrait de vanille
- Une demi-tasse de sucre

Préparation

- Mélanger en battant les quatre jaunes d'œufs et le sucre jusqu'à ce que le jaune des œufs soit d'un jaune clair.
- Faire bouillir le lait dans une casserole et verser sur le mélange que vous venez de préparer dans un jet mince à l'aide d'un batteur électrique, ou vous pouvez le fouetter si vous n'en avez pas.
- Mettre le mélange combiné dans une casserole et sans faire bouillir, chauffer jusqu'à ce qu'il puisse enduire une cuillère sur le dos.
- Ajouter l'extrait de vanille après avoir enlevé la casserole de la cuisinière et mélanger tous les ingrédients.
- La sauce peut être utilisée chaude ou froide, selon votre préférence. Retirer la casserole du feu et ajouter l'extrait de vanille si vous l'utilisez.

42. Gaufres cétogènes à la banane

Si vous aimez les bananes et les gaufres, vous avez de la chance. Il s'agit d'une version sans produits laitiers à faible teneur en glucides, qui est également excellente pour les personnes intolérantes au lactose.

Ingrédients

- Une seule banane mûre
- Cinq œufs
- ¾ tasses de farine d'amandes
- 3/4 tasse de lait de coco
- Un total d'une cuillère à soupe de levure chimique
- Une cuillère à café de vanille extraite
- Huile de coco
- Une cuillère à soupe de poudre de cosse de psyllium moulue en poudre
- Une pincée de sel
- Une cuillère à café de cannelle moulue

Préparation

- Mélanger tous les ingrédients dans un bol et fouetter.

- Ensuite, laissez reposer le mélange pendant une demi-heure.

- Utilisez une poêle à frire ou, un gaufrier et utilisez de l'huile de noix de coco pour enduire le fond.

- Faire les gaufres dans un gaufrier ou dans une poêle à frire avec de l'huile de noix de coco et/ou du beurre.

- Servir avec de la pâte à tartiner aux noisettes ou de la crème fouettée à la noix de coco et quelques baies fraîches, ou les faire fondre avec du beurre fondu.

Carrés au chocolat et aux arachides à faible teneur en glucides

Le chocolat et le beurre d'arachide vont ensemble comme des chiens et un os à mâcher.

Ingrédients

- Une pincée de sel
- Utiliser 3,5 onces de cacao contenant au moins 70 solides de cacao.
- Une cuillère à café de réglisse moulue
- 4 cuillères à soupe d'huile de coco
- ¼ tasse de beurre d'arachide crémeux
- ½ cuillère à soupe de vanille extraite
- Une pincée de cannelle
- 1,5 once de noisettes ou d'arachides salées

Préparation

- Chauffer jusqu'à ce qu'il fonde, l'huile de noix de coco et le chocolat dans un four à micro-ondes.

- Prenez un bol en verre et placez-le sur une casserole d'eau bouillante.

- Il est essentiel que l'eau ne touche pas le bol, car le chocolat fondra davantage à cause de la chaleur fumante qui se dégage de l'eau bouillante.

- Avant de passer à l'étape suivante, mettez de côté le chocolat que vous avez fait fondre également, laissez refroidir pendant un petit moment avant de passer à l'instruction suivante.

- En excluant les noix, placer le reste des ingrédients dans un bol et les mélanger pour obtenir une texture homogène.

- Déposer la pâte que vous avez mélangée dans un plat de cuisson que vous avez graissé et qui est de plus petite taille et tapisser de papier parchemin.

- Lorsqu'elle est finalement mise en place, coupez la pâte que vous avez mise de côté plus tôt, en carrés d'au plus un pouce de diamètre.

- Déposer les noix hachées sur le dessus de la recette.

- Vous pouvez le mettre au congélateur ou au réfrigérateur, selon votre préférence quant au temps que vous voulez attendre qu'il prenne complètement.

44. Sandwich sans pain à faible teneur en glucides pour le petit déjeuner

Ce sandwich innovateur à faible teneur en glucides et sans pain, fait avec du fromage, des œufs et du jambon est absolument délicieux.

Ingrédients

- 2 cuillères à soupe de margarine ou de beurre
- 4 œufs
- Quelques gouttes de sel et de poivre
- Une once de jambon de charcuterie et Pastrami
- 2 onces de fromage provolone ou cheddar tranché en tranches épaisses
- 4 gouttes de sauce Worcestershire

Préparation

- Mettre le beurre dans une poêle plus grande et le mettre à feu moyen.
- Cuire les cinq œufs trop facilement des deux côtés.
- Ajoutez la quantité désirée de poivre et de sel à votre goût.

- Comme base de votre sandwich, vous allez vouloir utiliser l'œuf.
- Ajouter le jambon et le Pastrami après l'œuf puis placer le fromage. Ajouter un autre œuf sur le dessus du sandwich.
- Gardez-le dans la poêle à feu plus doux pour faire fondre le fromage et la viande.
- Ajouter 4 gouttes de sauce Worcestershire et manger ou servir immédiatement.
- Si vous le désirez, la moutarde de Dijon française se marie bien avec le sandwich. Vous pouvez aussi choisir d'utiliser du bacon au lieu du jambon si vous le souhaitez.

45. Frittata céto au fromage et champignons

Certaines personnes appellent cette recette l'omelette à l'italienne et comme les Frittatas sont simples à faire, vous pouvez les déguster comme repas à tout moment de la journée.

Ingrédients

- Obtenir une Frittata
- 1 livre de champignons frais ou en conserve
- Cinq onces de margarine ou de beurre
- 8 oignons verts
- Une cuillère à soupe de persil
- ¾ cuillère à café de poivre noir
- 10 œufs
- Une cuillère à soupe de vinaigre de vin blanc
- 10 onces de fromage râpé de votre choix
- Une tasse de mayonnaise

- 5 onces de laitue ou de légumes-feuilles
- Vinaigrette à la vinaigrette
- 4 cuillères à soupe d'huile d'olive
- ¾ cuillère à café de sel

Préparation

- Préparez votre repas en réglant la température à 350 degrés Fahrenheit jusqu'à ce qu'elle atteigne cette température.
- Sortir la vinaigrette et la mettre de côté.
- Couper vos champignons frais ou ouvrir une boîte de champignons déjà coupés en tranches.
- Chauffez vos champignons à feu moyen-élevé avec du beurre jusqu'à ce qu'ils soient dorés, mais n'utilisez pas encore tout le beurre.
- Baisser un peu la température et utiliser le reste du beurre pour plus tard.
- Couper vos échalotes et les combiner avec les champignons que vous avez déjà frits
- Mélanger le persil, le sel et le poivre dans un autre bol, mélanger la mayonnaise, le fromage et les œufs.

- Graisser un plat allant au four, mélanger les champignons et les oignons verts et verser tout le reste, y compris le fromage, dans le plat allant au four et cuire pendant 35 à 40 minutes, dépendamment si vous désirez que la Frittata soit bien dorée et que les œufs sont bien cuits.

- Une fois cuite, laissez refroidir quelques minutes et servez avec un peu de laitue ou de légumes-feuilles et la vinaigrette.

46. Assiette d'œufs et maquereau

Un repas rapide et facile à préparer qui vous rassasiera pendant des heures. À peine besoin de cuisiner, parfait pour les jours de semaine occupés ou lorsque vous n'avez pas envie de vous occuper dans la cuisine.

Ingrédients

- Quatre œufs
- Deux cuillères à soupe de beurre pour la friture
- 8 onces de maquereau en conserve dans une sauce tomate
- Deux onces de laitue
- Demi-oignon rouge
- 1/4 tasse d'huile d'olive
- sel et poivre

Préparation

- Cuire les œufs dans le beurre, côté ensoleillé vers le haut ou vers le haut ou vers le haut facilement.

- Mettre la laitue, les fines tranches d'oignon rouge et le maquereau dans une assiette avec les œufs.

- Assaisonner de sel et de poivre.

- Verser un filet d'huile d'olive sur la salade et servir.

47. Recette de « Biscuits and gravy » faible en glucides

« Biscuits and gravy » est une recette réconfortante qui vous rassasie. Vous pouvez toujours avoir des glucides dans un régime à faible teneur en glucides, comme nous l'avons déjà mentionné, et c'est un régime que vous pouvez consommer en toute sécurité pendant que vous suivez votre régime.

Ingrédients

- 4 Biscuits
- 1 tasse de farine créée à partir d'amandes
- ¼ cuillère à café de sel ordinaire ou de sel de mer
- Une cuillère à café de poudre à pâte régulière
- 4 blancs d'œufs
- 2 cuillères à soupe de beurre froid
- Vous pouvez soit prendre une cuillère à café de n'importe quel assaisonnement que vous aimez ou utiliser de la poudre d'ail.

- Une cuillère à café d'une bombe d'huile de noix de coco en aérosol
- Instructions pour la sauce « Gravy » ci-dessous
- 12 onces de saucisse de porc
- 1 tasse de fromage à la crème à la noix de coco
- Une tasse de bouillon de poulet
- Poivre et sel

Préparation

Les Biscuits

- Réglez votre four à 400 degrés Fahrenheit. Prenez une plaque à biscuits et vaporisez-la avec de l'huile de noix de coco en aérosol.
- Battez les blancs d'œufs que vous avez jusqu'à ce qu'ils soient très fermes et qu'ils aient une texture duveteuse.
- Dans un bol séparé, mélanger la farine d'amandes et la levure chimique.
- Ensuite, mettez le beurre froid et ajoutez le niveau de sel que vous préférez. Il est important que le beurre

soit très froid, sinon les biscuits n'auront pas la bonne texture.

- Ensuite, incorporer le mélange sec dans les blancs d'œufs.

- Prenez une cuillère et prenez la pâte et placez chaque biscuit individuellement sur le plateau sur lequel vous cuisinez.

- Mettez vos ingrédients au four pendant environ 11 à 15 minutes jusqu'à ce que la texture désirée soit atteinte.

Préparation de la sauce « Gravy »

- À l'aide de votre saucisse de porc, faites-la cuire dans une poêle à feu moyen pendant environ 5 à 7 minutes à feu vif tout en remuant constamment.

- Ajouter graduellement le fromage à la crème de noix de coco et le bouillon de poulet et cuire jusqu'à ce que les ingrédients soient à ébullition et commencent à s'épaissir.

- N'oubliez pas de remuer le plus possible jusqu'à l'obtention d'une texture crémeuse.

- Changer le réglage du feu à doux-moyen et laisser cuire pendant deux minutes de plus tout en remuant constamment.

- Ajoutez du sel et du poivre à votre mélange autant que vous le souhaitez.

- Coupez vos biscuits en deux morceaux pour chaque biscuit.

- Déposer les deux moitiés d'un biscuit entier sur une assiette avec environ un tiers de tasse de sauce « Gravy ».

- Une autre chose que vous pouvez faire si vous aimez le fromage est de mettre du parmesan sur la pâte avant que les biscuits n'entrent dans le four pour un autre type de saveur.

48. Hachis d'aubergines et œufs à faible teneur en glucides

Si vous êtes un fan du hachis de pommes de terre, alors vous devez essayer la version à faible teneur en glucides. C'est super simple à faire, et la plupart des gens aiment cette variété de petit déjeuner à faible teneur en glucides.

Ingrédients

- Prenez un oignon jaune et coupez-le en dés le plus finement possible.
- 2 cuillères à soupe d'huile d'olive
- Trois quarts de livre de fromage Halloumi en cubes,
- Couper deux aubergines
- Poivre et sel
- Quatre œufs
- Deux cuillères à soupe de beurre

Préparation

- Commencez la recette en mettant une poêle à feu moyen et faites revenir l'oignon jusqu'à ce qu'il soit tendre.

- Ensuite, mélanger l'aubergine et le fromage Halloumi et dans une poêle à frire, cuire jusqu'à ce que les ingrédients soient dorés.

- Ajouter le poivre et le sel au niveau désiré.

- Vous pouvez cuire les œufs comme bon vous semble. Assurez-vous d'utiliser une poêle différente.

- Si vous le désirez, vous pouvez ajouter des ingrédients supplémentaires de sauce Worcester pour ajouter un peu de saveur supplémentaire. Cette partie est toutefois facultative.

49. Frittata décorée avec des épinards à faible teneur en glucides

Ce délicieux plat est étonnamment facile à préparer. Saucisses, épinards, œufs ou bacon, et votre choix de légumes sont réunis pour créer un festin !

Ingrédients

- Six onces de bacon haché
- Deux cuillères à soupe de margarine ou de beurre
- 9 onces d'épinards extrêmement frais
- Huit œufs
- Une seule tasse de crème épaisse que l'on fouette
- Six onces de fromage râpé de votre choix
- Quelques gouttes de poivre et de sel pour ajouter de la saveur

Préparation

- Commencez par faire préchauffer le four à 350 degrés.

- Vaporiser ou graisser un plat de cuisson 9x9
- Utiliser une poêle à frire pour cuire le bacon dans du beurre ou de la margarine.
- Faire ceci jusqu'à ce que les morceaux soient croustillants.
- Une fois le bacon cuit, ajouter les épinards jusqu'à l'obtention d'une texture de type flétrissure.
- Réserver la casserole après l'avoir retirée du four.
- Mélangez la crème à fouetter épaisse et les œufs appropriés et mettez-les dans le plat pour la cuisson.
- Mettre les épinards, le fromage et le bacon en haut du repas.
- Placer la casserole dans la partie centrale du four. Déplacer les plateaux métalliques si possible
- Cuire à point pendant une demi-heure ou jusqu'à ce que le milieu soit cuit en y plaçant un cure-dent pour le dire, et que le dessus soit de couleur brune dorée.
- Saler et poivrer à votre goût, servir chaud et savourer.

50.Délicieux muffin aux œufs

Cette recette s'agit d'une option simple et rapide pour un régime pauvre en glucides. Les muffins peuvent être réchauffés facilement et sont parfaits pour être emportés avec vous au travail ou pour les envoyer à l'école pour les enfants.

Ingrédients

- Deux échalotes coupées en dés
- Six onces de salami ou de bacon, selon votre préférence
- Douzaine d'œufs
- Un choix optionnel est d'ajouter deux cuillères à soupe de pesto vert ou rouge.
- Quelques gouttes de sel et de poivre
- Sept onces de fromage râpé fin au choix.

Préparation

- Commencez par régler le four à une température de trois cent cinquante degrés Fahrenheit.

- Si vous avez un moule à muffins, graissez-le ou utilisez des moules à pâtisserie si vous préférez.

- Mettez vos oignons verts au fond de la boîte.

- Mélanger une douzaine d'œufs avec le pesto si vous décidez d'ajouter ce qui suit

- Ajouter un peu de sel et de poivre ainsi que le fromage et remuer profondément jusqu'à l'obtention d'une pâte crémeuse sans grumeaux.

- Mettre la pâte mélangée au-dessus des échalotes.

- Selon la taille de vos moules à muffins, vous les ferez cuire pendant environ quinze à vingt minutes.

MOT DE LA FIN

Merci encore d'avoir acheté ce livre !

Nous espérons vraiment qu'il pourra vous aider.

L'étape suivante consiste à vous inscrire à notre bulletin électronique pour ne pas rater la parution de nos nouveaux livres et les promotions à venir. Vous pouvez vous inscrire gratuitement et recevrez également notre livre « *7 erreurs de conditionnement physique à ne pas commettre*» ! Ce livre de bonification décompose plusieurs des erreurs de forme physique les plus communes et démystifiera plusieurs des complexités et de la science de se mettre en forme. Le fait d'avoir toutes ces connaissances et cette science de la mise en forme organisées dans un livre pratique, étape par étape, vous aidera à vous lancer dans la bonne direction dans votre parcours ! Pour vous inscrire à notre bulletin électronique et obtenir votre livre gratuit, veuillez visiter ce lien et inscrivez-vous : www.effingopublishing.com/gift

Enfin, si vous avez aimé ce livre, nous aimerions vous

demander une faveur, auriez-vous l'amabilité de laisser une critique ? Ce serait grandement apprécié ! Merci et bonne chance dans votre voyage !

À propos du coauteur

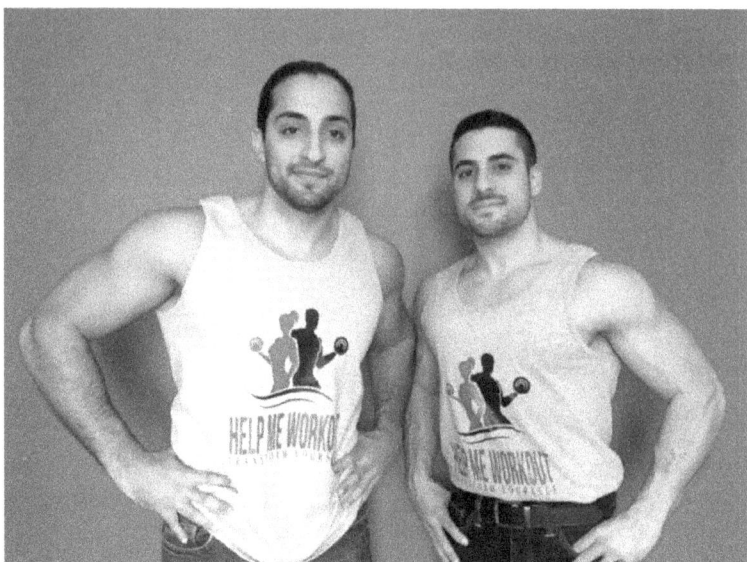

Nous nous appelons Alex & George Kaplo et sommes tous les deux des entraîneurs personnels certifiés de Montréal, Canada. Commençons par dire que nous ne sommes pas nécessairement les plus grands et cela n'a jamais vraiment été notre but. En fait, nous avons commencé à nous entraîner pour surmonter notre plus grande insécurité quand nous étions plus jeunes, c'est-à-dire notre confiance en nous-mêmes. Il se peut que vous ayez des difficultés en ce moment ou que vous souhaitiez simplement vous remettre en forme, et nous pouvons certainement vous comprendre.

Pour nous personnellement, nous avons toujours été intéressés par le monde de la santé et du fitness et nous voulions gagner du muscle en raison des nombreuses brimades que nous avons subies à l'adolescence. On s'est dit qu'on pouvait faire quelque chose pour changer l'apparence de notre corps. Ce fut le début de notre voyage de transformation. On ne savait pas par où commencer, mais nous nous sommes lancés. Il est vrai que nous nous sentions parfois inquiets et effrayés à l'idée que d'autres personnes se moquent de nous pour ne pas faire les exercices de la bonne façon. Nous avons toujours voulu avoir un ami pour nous guider et nous montrer les ficelles du métier.

Après beaucoup de travail, d'études et d'innombrables essais et erreurs, certaines personnes ont commencé à remarquer à quel point nous devenions en forme combien nous commencions à nous intéresser vivement à ce sujet. Cela a amené de nombreux amis et de nouveaux visages à venir nous voir et à nous demander des conseils en matière de mise en forme. Au début, cela semblait étrange, mais ce qui nous a fait avancer, c'est quand ces mêmes personnes ont commencé à voir des changements dans leur propre corps nous disant que cetait la première fois qu'ils voyaient de vrais résultats ! Depuis ce moment-là, de plus en plus de gens ont continué à nous demander conseil, ce qui nous a fait réaliser à tous les deux, après avoir tant lu et étudié dans ce domaine, que cela nous a aussi permis d'aider les autres. Jusqu'à présent, nous avons coaché et formé de nombreux clients qui ont obtenu des résultats assez étonnants.

Aujourd'hui, nous sommes tous les deux propriétaires et dirigeons cette maison d'édition, où nous apportons des auteurs et experts passionnés qui écrivent sur des sujets liés à la santé et la remise en forme. Nous dirigeons également une entreprise de conditionnement physique en ligne et aimerions communiquer vous inviter à visiter le site Web à la page suivante pour vous inscrire à notre bulletin électronique (vous recevrez même un livre gratuit).

Enfin, si vous êtes dans la situation dans laquelle nous nous trouvions auparavant et que vous avez besoin de conseils, n'hésitez pas à nous demander... nous sommes là pour vous aider !

Vos entraîneurs,

Alex et George Kaplo

Télécharger un autre livre gratuitement

Nous voulons vous remercier d'avoir acheté ce livre et vous offrir un autre livre (aussi long et précieux que ce livre), « Erreurs de santé et de fitness à ne pas commettre », entièrement gratuit.

Visitez le lien ci-dessous pour vous inscrire et le recevoir :

www.effingopublishing.com/gift

Dans ce livre, nous allons décomposer les erreurs de santé et de forme physique les plus courantes, que vous commettez probablement en ce moment même, et nous allons vous révéler comment vous pouvez facilement vous mettre en forme de la meilleure façon de votre vie !

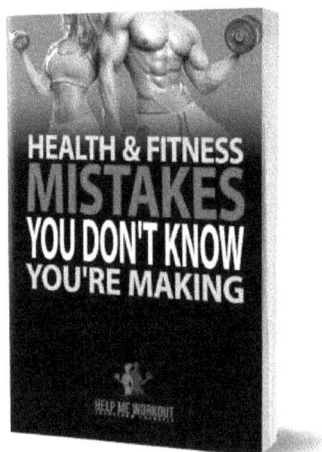

En plus de ce cadeau précieux, vous aurez également l'occasion d'obtenir nos nouveaux livres gratuitement, de participer à des concours et de recevoir d'autres courriels précieux de notre part. Encore une fois, visitez le lien pour vous inscrire :

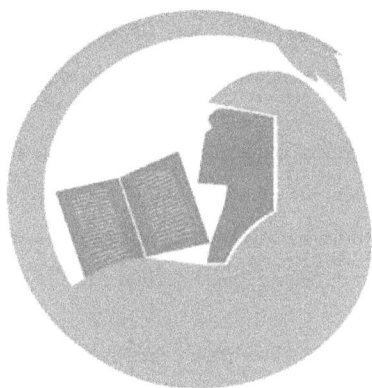

EFFINGO
Publishing

Pour découvrir plus de livres, visitez le site :
EffingoPublishing.com

www.ingramcontent.com/pod-product-compliance
Lightning Source LLC
Chambersburg PA
CBHW060335030426
42336CB00011B/1352